Dʳ A. TRIPIER

ÉLECTROLOGIE MÉDICALE

PRÉCIS THÉRAPEUTIQUE

ET INSTRUMENTAL

Troisième édition

PARIS

J.-B. BAILLIÈRE ET FILS | A. GAIFFE
ÉDITEURS | INGʳ-ÉLECTRICIEN
Rue Hautefeuille, 19 | Rue Saint-André-des-Arts, 40

1885

DU MÊME AUTEUR

Sceaux. — Imprimerie Charaire et fils

ÉLECTROLOGIE MÉDICALE

PRÉCIS THÉRAPEUTIQUE

ET INSTRUMENTAL

ÉLECTROLOGIE MÉDICALE

PRÉCIS THÉRAPEUTIQUE

ET INSTRUMENTAL

Troisième édition

PARIS

J.-B. BAILLIÈRE ET FILS | A. GAIFFE
ÉDITEURS   INGʳ-ÉLECTRICIEN
Rue Hautefeuille, 19 | Rue Saint-André-des-Arts, 40

1885

NOTE DE L'ÉDITEUR

Pendant plus de dix ans mon ami le Dr Tripier m'a promis un résumé d'*Électrothérapie* en six ou huit pages, tous les jours réclamé par mes clients de tout ordre, que ne suffisaient qu'exceptionnellement à contenter les instructions qui accompagnent chacun de mes appareils.

« Savoir se servir de l'instrument est bien, me disait-on; savoir à quoi l'employer serait mieux. — Il ne manque pas, répondais-je, d'ouvrages sur l'ensemble de l'Électrothérapie. — Mais, objectaient les malades ou aides, ces livres supposent une initiation qui nous fait défaut; mais, objectaient les médecins, le temps nous manque pour entreprendre une étude dont les conclusions, et des conclusions surtout pratiques, nous intéressent presque exclusivement. »

A mes instructions instrumentales je désirais donc pouvoir joindre un aperçu sommaire des indications à remplir avec les appareils. De son côté, le Dr Tripier était d'autant plus disposé à répondre à l'appel que je faisais à sa vieille camaraderie, que les ressources qu'offre l'électricité lui paraissaient mal appréciées parce qu'elles étaient mal connues; que les livres ne vont qu'à une couche de lecteurs déjà ralliée, au moins en principe; que la plaquette seule lui semblait de taille à solliciter, aux heures de désœuvrement, un commencement de curiosité chez les indifférents.

Or, toutes les fois qu'il voulut essayer de tenir sa promesse, l'auteur se heurta à des difficultés qui lui parurent insurmontables. Vainement, dans ses conférences sur l'ensemble de l'électrothérapie, il essaya d'en condenser l'exposé; il n'en rapporta que la conviction de l'impossibilité actuelle de remplir aussi laconiquement que nous l'eussions voulu un programme où des explications pratiques tenaient forcément une large place. J'essayai d'abord quelque chose dans ce sens en introduisant un résumé d'électrophysiologie et des indications de technique thérapeutique dans mon *Catalogue général*. Mais ce catalogue était *un livre*. Plus tard je recueillis, dans les leçons cliniques du

Dr Tripier, les données thérapeutiques, que nous classâmes sous forme de dictionnaire; et j'en fis une Introduction à un catalogue raisonné du matériel électro-médical. Cet *Index* dépassait encore de beaucoup l'étendue de la plaquette projetée; mais sa publication fut bien accueillie de la clientèle à laquelle il s'adressait : les médecins y trouvèrent un résumé facile à consulter, un memento commode à annoter. Aussi le rééditons-nous aujourd'hui, regrettant moins de n'avoir pu le faire plus court, nous étant même risqué à l'allonger un peu. L'extension des indications pratiques et leur adaptation de plus en plus précise devront maintenant permettre, avec le temps, de les synthétiser : c'est sur les progrès à réaliser dans cette direction que nous comptons pour arriver à pouvoir condenser davantage les formules thérapeutiques. qu'on trouvera dans les pages qui suivent.

A. GAIFFE.

ÉLECTROLOGIE MÉDICALE

Les progrès contemporains de la physiologie ont singu-
lièrement mis en faveur les médications physiques en général, faisant intervenir des agents relativement bien connus
en vue de réactions qu'on essaie au moins de définir : l'hy-
drothérapie, les modifications thermiques, les variations de
pression, les moyens mécaniques, l'électricité enfin, prennent
tous les jours en thérapeutique une place plus large.

Or, de tous ces agents, le plus simple, le plus facile à ma-
nier, le plus utilisé dans l'expérimentation physiologique,
s'est trouvé le dernier et le plus mal accueilli dans la pratique courante. De tous les moyens de la matière médicale,
l'électricité est celui dont l'étude est en même temps la plus
avancée et la plus ignorée. Expliquer ce contraste paradoxal
par l'absence, chez la plupart des médecins, de l'initiation
technique préalable qu'exige l'emploi de ce modificateur,
serait n'envisager la question que par un très petit côté. La
difficulté pédagogique n'est ici qu'accessoire ; les médecins
étudieraient l'électricité s'ils n'en étaient détournés par des
superstitions qu'ils partagent d'ailleurs avec une grande
partie du public. La légende qui attribuait à l'électricité une
origine divine, — aveugle et capable indifféremment du bien
et du mal, — n'est pas usée : on peut constater tous les jours
que, si elle ne trouve plus d'avocats, elle survit néanmoins
à l'état d'*instinct* qui pèse d'un grand poids sur la pratique
médicale.

Aujourd'hui que les progrès de l'industrie ont familiarisé la meilleure portion du public avec des notions de physique générale auxquelles une partie du monde médical ne résiste qu'en vertu d'habitudes d'esprit anti-scientifiques, il serait superflu d'insister sur la nécessité qui s'impose d'étudier, pour l'utiliser, un agent qui, sans voir son intervention compliquée d'aucun effet toxique, est, de tous les modificateurs physiques dont nous disposons, le plus varié dans ses modes de répartition et de transformation de l'énergie, le plus facile à doser, à localiser ou à disperser; d'un agent, enfin, qui nous permet d'influencer à volonté chacun des grands aspects de la vie : *nutrition* ou *fonction*.

MATÉRIEL INSTRUMENTAL

L'examen préliminaire du matériel instrumental de l'électrothérapie nous est imposé par des raisons de divers ordres.

Et d'abord, dans le maniement des agents physiques, les spéculations thérapeutiques sont, plus encore que dans l'usage des agents pharmaceutiques, subordonnées à la connaissance préalable de la *matière médicale*. Celle-ci ne comprend pas seulement la description d'un appareil donné : elle suppose une notion de son fonctionnement assez exacte pour en faire comprendre les indications, pour ne le faire préférer qu'à bon escient, et pour se rendre compte de l'origine des anomalies apparentes que sa marche pourrait présenter.

D'autre part, l'histoire de la thérapeutique se confond, en électrologie, avec celle du matériel instrumental général. Témoins des mouvements provoqués par les décharges des machines électro-statiques, des médecins font de leur *choc* un médicament qu'ils appliquent à toutes les paralysies. Mais ces machines étaient capables de fournir aussi des flux continus; le *bain* électro-statique, qui représente ces sortes de charges et de décharges, est essayé contre presque toutes les autres affections.

Plus tard, apparaît le couple de Galvani, pour lequel la période des essais sommaires n'existe même pas; presque aussitôt, en effet, il est remplacé par la pile voltaïque, qui le fait oublier et remplace jusqu'aux machines électro-statiques.

On emploie d'abord la pile uniquement à donner des chocs. Ce n'est que vers 1826 que La Baume commence à utiliser son action continue; celle-ci, bientôt abandonnée, est reprise vers 1850 par Pulvermacher, qui venait de créer une pile plus maniable que celles dont on disposait jusque-là, puis par Hiffelsheim, qui tenta sans grand succès d'en vulgariser l'emploi. Enfin, sous le nom de *galvanisation continue*, la voltaïsation *discontinue* est remise à la mode par Remak.

En 1831, Masson construit un appareil qui permet l'emploi médical des courants d'induction voltaïque. Vers la même époque, Pixii rendait maniables pour nous les courants magnéto-électriques.

Les machines d'induction ne rappellent que lentement l'attention sur les ressources thérapeutiques offertes par l'électricité : la vogue des moteurs voltaïques, qui n'avait jamais été bien grande, était tout à fait épuisée; et toute pratique électrique se trouvait compromise par ce discrédit irraisonné. Cependant les beaux travaux de Duchenne fixent l'usage des machines d'induction et le mettent au-dessus des caprices de la mode.

Aujourd'hui, on doit reconnaître que tout ce matériel est bon à conserver. Toutes les catégories d'instruments se présentent avec des qualités propres qui leur assurent la supériorité dans des circonstances déterminées ou à déterminer; toutes nous donnent des *courants*, continus ou interrompus, de grande ou de petite quantité, de forte ou de faible tension. C'est à établir les indications de continuité ou de discontinuité, celles de durée d'action, celles du dosage quantitatif et qualitatif, que l'on doit à présent s'appliquer. Aucun ordre de machines ne permet aujourd'hui de remplir ces indications de la manière la plus satisfaisante; toutes ont le beau rôle dans des cas donnés.

Ainsi, nous savons que les machines statiques telles que nous les employons fournissent des flux de très grande tension et de quantité négligeable ou presque négligeable; que les piles peuvent donner des courants de quantité relativement considérable et de tension très variable, mais relativement faible; que les machines d'induction, telles au moins que nous pouvons aujourd'hui les utiliser, donnent des courants de quantité et de tension moyennes.

Les sources d'électricité employées en thérapeutique sont les actions chimiques, certaines actions mécaniques, et les actions à distance exercées par des corps électrisés ou des corps magnétiques.

Les électromoteurs les mieux étudiés jusqu'à ce jour sont les électromoteurs chimiques. C'est d'eux que nous nous occuperons d'abord.

COUPLES ET PILES

Deux corps capables de se combiner étant mis en présence, l'exercice de l'affinité détermine, à partir de leur surface de contact, une double poussée électrique dans des directions opposées.

L'affinité agit ici comme force *électromotrice*.

Les poussées ou tensions positive et négative peuvent se constater sur les points extrêmes, ou *pôles,* du système électromoteur ou *couple*.

La force électromotrice d'un couple dépend de l'affinité des corps dont il est formé. Elle se manifeste vivement, peu ou pas, suivant que les conditions de milieu y sont ou n'y sont pas favorables. Ainsi elle est très difficile ou plutôt très délicate à constater sur le couple isolé; on la trouve mieux sur l'un quelconque des pôles quand l'autre est en communication avec la terre; enfin, ses effets sont tout à fait apparents dans le trajet d'un arc conducteur qui relie extérieurement les deux pôles.

Une condition essentiellement favorable à la manifestation de la force électromotrice est donc réalisée par la présence d'un arc conducteur qui relie les deux pôles : un travail peut s'exécuter dans cet arc, d'autant plus considérable que l'arc est plus conducteur, travail proportionnel à la conductibilité du circuit total, ou, ce qui revient au même, inversement proportionnel à sa *résistance*.

On considère alors l'électricité comme une force circulant dans l'arc qui relie les pôles du couple, ou, plus exactement, dans le circuit formé par cet arc partant dans les deux directions de la surface électrogénique elle-même, force dont l'*intensité* I, c'est-à-dire la *quantité pendant l'unité de temps*, est en raison de la force électromotrice E ou de la tension par laquelle elle se manifeste, et en raison inverse de la résistance R du circuit, — ce qui peut s'exprimer par la formule $I = \dfrac{E}{R}$.

Volta ayant admis, puis vérifié, que l'écart entre les poussées polaires était constant et indépendant de l'état électrique initial des surfaces électrogéniques, juxtaposa des couples en série pour multiplier la force électromotrice. Cette association en série constitue la *pile*. La force électromotrice du système est égale à la somme des forces électromotrices des couples, à nE s'ils sont au nombre de n.

Mais alors le système électromoteur a une résistance propre ; et la résistance totale R se décompose en deux parts : la résistance de l'arc extérieur, que nous désignerons par l, et le produit de la résistance r de chacun des couples par leur nombre. La formule précédente devient ainsi, dans le cas d'une pile de n couples de résistance individuelle r :

$$ \mathrm{I} = \frac{nE}{nr + l} \cdot $$

Cette formule donne la mesure du travail total dont est capable la pile employée comme moteur, — ou la dépense égale du moteur qui fournit ce travail.

Elle montre qu'une même intensité peut être fournie sous des tensions très différentes. On a donné le nom d'*énergie* à la cause totale du travail qu'accomplit une force quelconque. Deux courants de même intensité sous des tensions très inégales ont des énergies très différentes. L'énergie est, au sortir du moteur, le produit de l'intensité I du courant qu'il fournira, par la tension nE de ce courant au départ.

L'*intensité* du courant est la même dans tous les points du circuit.

Il n'en est pas de même de la *tension*, qui se dépense le long du circuit à vaincre des résistances, comme, dans un moteur à circulation d'eau, la pression s'use en frottements et en travaux partiels. Tandis que l'intensité est uniforme, l'énergie disponible varie donc incessamment : maxima au départ InE, elle décroît jusqu'à ce que, le travail accompli, elle tombe à zéro. On nomme *potentiel* en un point du circuit l'énergie qui reste disponible en ce point.

Le potentiel, produit de l'intensité par la tension subsistante, est, puisque l'intensité est uniforme, proportionnel à la tension, — ce qui explique l'emploi abusif, mais très répandu, du mot potentiel comme synonyme de force électromotrice ou de tension.

La discussion de la formule $I = \dfrac{nE}{nr + l}$ montre :

Que toute augmentation de n, c'est-à-dire du nombre des couples en série, se traduit par une augmentation d'intensité;

Mais que cet accroissement d'intensité cesse progressivement d'être désirable si l'on tient compte des sacrifices qu'il impose;

Que l'avantage qu'il peut y avoir à augmenter le nombre n des couples est d'autant plus grand que la résistance ou longueur réduite l de l'arc interpolaire est elle-même plus grande;

Que l'on peut encore augmenter l'intensité en diminuant la résistance r de chacun des couples en série, — ce qui doit toujours se tenter en rapprochant le collecteur de la surface active, mais ce qui se fait souvent en prenant des couples plus grands ou groupant en surface ceux dont on dispose.

Mais s'il est toujours avantageux de constituer son générateur aussi peu résistant que possible, il faut reconnaître que la diminution de résistance par accroissement de la surface est une dépense; celle-ci n'est justifiée que si la résistance l de l'arc extérieur interpolaire est relativement peu considérable.

La limite en deçà et au delà de laquelle il faut cesser de demander un accroissement d'intensité à l'augmentation du nombre des couples ou à l'accroissement de leur surface est donnée par $nr = l$, — ou, en langue vulgaire : *Un moteur voltaïque étant donné, le travail qu'il peut fournir est maximum quand la résistance l de la portion extérieure de son circuit est égale à la résistance propre nr du moteur.*

On vient de voir ce qu'est l'électromoteur chimique et dans quelles conditions générales il travaille. Mais on vient de le voir sur une pile théorique; dans la pratique, les choses ne se passent pas sans l'intervention de quelques conditions qui viennent modifier les résultats, amoindrir le rendement et commander des précautions spéciales.

Par le fait du fonctionnement de l'appareil, la composition du bain se modifie; sa conductibilité diminue, d'où une augmentation de résistance qui amène un amoindrissement progressif du travail.

L'impureté du zinc du commerce, contenant des parcelles conductrices étrangères qui forment sur sa surface des petits couples locaux dépensant en pure perte, est une cause d'accélération de l'usure du bain et de perte de travail.

On sait se mettre dans une certaine mesure et sans trop de difficulté à l'abri de ces causes d'inconstance du travail.

Pendant le fonctionnement du couple, et par le fait de ce fonctionnement, des produits secondaires apparaissent constituant des électromoteurs de sens contraire, affaiblissant, quelquefois jusqu'à l'annuler, le travail de la pile. C'est à cette cause d'affaiblissement de l'électromoteur qu'on a donné le nom de *polarisation*. En même temps que se produisent dans le couple voltaïque l'oxydation, puis la salification du zinc, qui fournissent le courant utile, un travail négatif s'accomplit, consistant en la décomposition de l'eau du bain. Ce travail est assez régulier pour ne pas contrarier directement le fonctionnement du moteur, dont il diminue seulement le rendement dans une mesure inévitable et connue. Mais il a l'inconvénient de mettre en liberté de l'hydrogène, dont les bulles apparaissent d'une façon inégale sur le collecteur, où elles s'oxydent, donnant lieu à un contre-courant. Ce transport de l'hydrogène sur le collecteur et son oxydation jouent le principal rôle dans la polarisation des couples en service.

C'est à empêcher ou amoindrir la polarisation qu'on s'est surtout appliqué dans les travaux qui ont eu pour but de perfectionner les moteurs voltaïques. On y arrive en s'emparant de l'hydrogène au moment où il est mis en liberté et en le fixant dans une combinaison plus ou moins stable. On fait donc intervenir dans la constitution du couple un nouveau corps : le dépolarisateur. Celui-ci est liquide ou solide; parmi les dépolarisateurs solides, une distinction est à faire entre ceux qui sont solubles et ceux qui sont insolubles.

Les types d'électromoteurs chimiques à recommander dans la pratique médicale sont, pour les appareils à demeure, les modèles du type Daniell et la pile Lalande et Chaperon, qui ne se polarisent pas. Ces piles sont surtout utiles dans les cas où la constance du courant devient une nécessité : dans les expériences de physiologie notamment. Le couple Daniell a le défaut de s'user à circuit ouvert, défaut que n'a pas le couple Lalande-Chaperon.

La pile au bioxide de manganèse (Leclanché, Gaiffe) mérite la préférence pour les appareils à demeure exclusivement médicaux : elle ne travaille pas à circuit ouvert, et la dépolarisation y est suffisante. Celle de Gaiffe, au chlorure d'argent, est la seule qui convienne pour les appareils vraiment portatifs.

Celles des applications chirurgicales qui exigent une grande intensité de courant sous une tension médiocre ou faible commandent l'usage d'un des modèles de Grove ou d'un de ceux du type Poggendorff au bichromate de potasse.

Depuis quelque temps on fait aussi usage, pour ces applications, d'*accumulateurs*, qui ne sont autres que des piles secondaires, restituant, en se dépolarisant, le travail qui a été dépensé pour les polariser.

L'usage des moteurs voltaïques entraîne l'emploi de quelques organes accessoires dont on trouvera les descriptions à la fin de ce volume, et qu'il nous suffit ici de signaler.

Les conducteurs extérieurs ou *réophores* doivent être assez conducteurs pour ne pas trop ajouter à la résistance de la portion de circuit qu'ils contribuent à former.

Les *excitateurs* sont les pièces qui terminent les réophores et servent à faire entrer dans le circuit les parties de l'organisme sur lesquelles on doit agir. En dehors des localisations chirurgicales, qui veulent des excitateurs métalliques secs, ceux qui servent à la voltaïsation doivent être toujours humides; ils seront en étain, ou mieux en charbon, garnis d'une ou plusieurs couches de matière organique inerte, peau et agaric; un gâteau de terre glaise humide constitue le plus commode des excitateurs à grande surface.

On donne le nom de *commutateurs* ou de *clefs* aux pièces qui, placées dans le circuit, ont pour rôle de le fermer, de le rompre, d'y renverser la direction des courants; celui de *collecteurs* aux pièces qui servent à faire entrer dans le circuit ou à en faire sortir une portion plus ou moins étendue du moteur. Le collecteur à double cadran de Gaiffe est le plus commode et celui qui se prête le plus simplement aux combinaisons les plus variées.

Il est des applications voltaïques dans lesquelles on fait agir le courant, non pas d'une manière continue, mais en l'interrompant de temps en temps. Les interruptions rares se font à la main, au niveau des surfaces d'application; il est mieux de les faire avec une clef, en un point quelconque de la portion inerte du circuit. Les interruptions fréquentes se sont faites d'abord à la main avec la roue dentée; on les fait maintenant avec un interrupteur à mouvement d'horlogerie, actionnant une roue dentée, ou mieux un balancier, comme dans le métronome.

APPAREILS D'INDUCTION

Électromoteurs dans la constitution desquels on utilise certaines actions à distance exercées par des corps électrisés ou par des corps magnétiques sur des circuits conducteurs neutres.

On sait que l'établissement d'un courant, que sa cessation, que ses variations d'intensité, lorsque ces phénomènes se produisent dans le voisinage d'un circuit conducteur, déterminent dans ce circuit des effets de polarisation pouvant s'accuser par l'apparition de courants passagers;

Que ces mêmes variations d'état se produisant dans le voisinage d'un corps capable d'acquérir des propriétés magnétiques le polarisent, définitivement s'il a la propriété coercitive (acier), passagèrement s'il en est dépourvu (fer doux);

Que, réciproquement, les variations d'état magnétique absolu ou relatif d'un électro-aimant ou d'un aimant permanent déterminent, dans les circuits voisins, l'apparition de courants électriques dont l'orientation et la durée sont en rapport avec les variations d'orientation et de durée des phénomènes magnétiques inducteurs.

Les aimants pouvant être comparés à des circuits hélicoïdaux semblables à ceux dans lesquels on utilise les phénomènes de l'induction, on a pu formuler très simplement les rapports d'orientation des phénomènes d'induction magnétique ou électrique :

Un courant qui s'établit ou se rapproche détermine l'apparition, dans le corps induit voisin, d'un courant ou d'une polarité d'orientation opposée à celle de l'inducteur.

Un courant qui cesse ou s'éloigne détermine dans le corps

induit voisin l'apparition d'un courant ou d'une polarité de même orientation que celle de l'inducteur.

Ces réactions sont contemporaines de la variation d'état de l'inducteur ou de la variation de ses rapports de situation avec l'induit; elles cessent avec la permanence d'état de l'inducteur ou avec la fixité des rapports de situation de l'inducteur et de l'induit.

On appelle courants induits *directs* ceux qui sont de même sens que le courant ou la polarité de l'inducteur, c'est-à-dire ceux qui sont produits par la *variation négative*, cessation ou éloignement de celui-ci. Les courants induits *inverses* sont, au contraire, ceux qui, de direction opposée à l'orientation de l'inducteur, naissent de sa *variation positive*, établissement ou rapprochement.

Enfin, la variation d'état électrique d'un circuit n'exerce pas seulement une action inductrice sur les circuits voisins : elle agit sur ce circuit lui-même pour y produire des contre-courants qu'on a nommés *extra-courants*. L'extra-courant *d'établissement* ou de *fermeture* du circuit est de direction contraire à celle du courant qui s'établit dans le circuit, c'est-à-dire est *inverse*; l'extra-courant de *cessation* ou de *rupture* est de même direction que le courant inducteur, c'est-à-dire est *direct*.

Deux sortes d'appareils d'induction — *faradiques* — sont en usage dans la pratique médicale :

Dans les uns, *volta-faradiques*, l'établissement et la rupture alternatifs d'un courant de pile dans un circuit hélicoïdal induisent des extra-courants dans ce circuit, des courants induits dans un circuit de même forme superposé au premier, et des aimantations et désaimantations alternatives dans un barreau de fer doux situé dans l'axe des circuits. Le rôle de cet électro-aimant central, qui agit dans le même sens que les courants du premier circuit, est surtout de renforcer les effets d'induction dans les hélices; son action est prédominante.

Dans les appareils de la seconde sorte, *magnéto-faradiques*, l'induction est liée aux vicissitudes des rapports de position d'un aimant permanent et de circuits hélicoïdaux mobiles en regard les uns des autres.

Dans ces deux classes d'appareils, les variations d'état magnétique d'un électro-aimant central ou les variations de position d'un aimant permanent voisin développent dans les circuits conducteurs voisins une certaine somme d'énergie. Dans les circuits héliçoïdaux, l'énergie se manifeste ensuite sous des formes différentes dépendant de la structure des circuits. On a pu, à ce point de vue, comparer le circuit héliçoïdal induit à une pile, chacun des tours d'hélice représentant un co····· la tension des courants induits serait dès lors en raison du nombre de tours du fil conducteur, et l'intensité en raison inverse de la résistance totale du circuit.

Les ouvertures et fermetures du circuit de la pile induisante, dans les appareils volta-faradiques, pouvant être rendus sensiblement instantanés, les courants induits y sont également instantanés. Dans les appareils magnéto-faradiques, les variations de position des aimants et des circuits ne pouvant être que progressives, les courants sont d'énergies oscillantes; pour obtenir des effets en rapport avec la variation d'état, on ne les recueille qu'à un moment voisin de celui de leur énergie maxima. Pour ces raisons, les effets en rapport avec la variation d'état sont obtenus plus nets avec les appareils volta-faradiques qu'avec les appareils magnéto-faradiques.

Jusqu'à ces dernières années on ne demandait aux machines d'induction magnéto-électrique que des courants interrompus ou oscillants; une des curiosités de l'Exposition d'électricité de Paris, en 1881, fut le prodigieux développement de la construction des machines du type Paccinotti-Gramme, type magnéto-électrique capable de fournir des courants continus qu'on pourrait croire constants. Ces machines remplacent déjà la pile voltaïque dans la plupart des applications industrielles; mais elles ne sauraient la remplacer actuellement dans la pratique médicale, par ce que les courants qu'elles fournissent présentent une série non interrompue d'états variables très sensibles.

MACHINES ÉLECTRO-STATIQUES

C'est au frottement que, dans les anciennes machines électrostatiques, on demandait une production d'électricité quelquefois immédiatement utilisée, plus souvent employée à rompre, par induction, la neutralité d'un conducteur employé ensuite comme source de signe contraire.

La plus répandue de ces machines, celle de Ramsden, est employée comme source positive; celle de Nairne l'a été surtout comme source négative. Le modèle le plus satisfaisant des machines à frottement qui fonctionnent indifféremment comme source positive ou négative est celui de Winter.

Le volume de ces machines et la difficulté de les faire fonctionner dans une atmosphère un peu humide les ont fait à peu près abandonner aujourd'hui pour des *électrophores à rotation*, qui ne présentent pas ces inconvénients au même degré, appareils dans lesquels les actions inductrices deviennent tout à fait prédominantes.

Parmi ces appareils, destinés à fournir des flux de très grande tension et de très petite quantité, la machine de Carré et celle de Voss, dont on trouvera les descriptions à la fin de ce volume, sont les plus employées.

INSTRUMENTS DE MESURE. — UNITÉS

Les comparaisons entre les émissions de force dont nous venons de passer en revue quelques modes ne se sont faites, jusqu'à ces derniers temps, que pour les émissions voltaïques, avec des unités arbitraires dont le choix était dicté à chacun par les commodités de sa pratique habituelle.

Le désir de fixer des unités que tous pussent adopter conduisit ensuite à des compromis variés, d'où la création de types diversement définis et un accroissement du nombre des unités arbitraires.

Il en fut ainsi jusqu'au jour où l'on reconnut que le seul moyen d'établir, ou mieux d'imposer, l'accord était de prendre, non plus des unités quelconques bien ou mieux choisies, mais des unités *corrélatives* et de les rattacher au système des unités déjà universellement acceptées de la géométrie et de la mécanique.

L'unité de *longueur* étant le *centimètre*, l'unité de *masse* le *gramme*, l'unité de *temps* la *seconde*, on a déduit de considérations mécaniques une unité d'*intensité magnétique*, puis de celle-ci, des unités de *résistance* et de *force électromotrice*.

L'usage de ces unités électro-magnétiques *absolues* du système

C.G.S. (centimètre, gramme, seconde) conduisant, dans la pratique, à des expressions numériques trop grandes ou trop petites, on s'est adressé à leurs multiples ou sous-multiples pour avoir un choix d'*unités pratiques* dont l'usage fût commode.

L'unité pratique de *résistance*, qu'on a appelée l'*ohm*, vaut 10^9 unités C.G.S. L'ohm est représenté par une colonne de mercure de 1^m06 de longueur sur un millimètre carré de section.

L'unité pratique de *force électromotrice*, qu'on a appelée le *volt*, vaut 10^8 unités C.G.S. Le volt représente une force électromotrice très voisine de celle de l'élément au chlorure d'argent.

Quant à l'unité pratique d'*intensité*, appelée l'*ampère*, elle répond à l'intensité d'un courant d'un volt à travers un ohm, et vaut $\dfrac{10^8}{10^9}$ ou 1 dixième d'unité C.G.S.

En médecine, on emploie le *volt* et l'*ohm* pour noter les forces électromotrices dont on use et les résistances qu'on rencontre; mais l'ampère dépasse tellement les intensités dont on y a besoin qu'on y compte les intensités par millièmes d'ampère, par *milliampères*.

On trouvera, à la fin de ce volume, la description des instruments usuels gradués en vue de l'emploi de ces mesures.

PROCÉDÉS OPÉRATOIRES

De tous les modes de force répandus dans la nature, l'électricité est celui dont la genèse et les transformations donnent lieu aux manifestations les plus variées. Aussi la prescription « *électricité* », qu'on rencontre encore le plus souvent formulée avec ce laconisme, est-elle, sous cette forme, complètement vide de sens. Qu'attend celui qui l'a ainsi formulée? Sont-ce des effets mécaniques? ou osmotiques? ou calorifiques? Ne seraient-ce pas plutôt des effets chimiques? et ceux-ci seront-ils d'ordre analytique ou d'ordre synthétique? — Il est indispensable de l'indiquer, et, pour cela, de savoir au moins où l'on veut aller.

On vient de voir ce que sont les moyens d'action. Dans quelles conditions devra-t-on les employer pour affecter l'organisme d'une façon voulue? — Une expérience simple et décisive de Cl. Bernard fournit à cet endroit au moins les premiers renseignements.

Dans le circuit extérieur d'une pile sont intercalés un voltamètre à décomposition d'eau, un train postérieur de grenouille et un interrupteur à mouvement d'horlogerie. Le moteur est unique : c'est la pile. L'interrupteur sert à rendre à volonté l'action de cette pile continue ou intermittente. Le voltamètre et la grenouille sont deux réactifs destinés à accuser les effets produits par le passage du courant. Or, quand l'interrupteur est au repos, quand le courant passe d'une manière continue, on voit un dégagement de bulles gazeuses accuser la décomposition de l'eau dans le voltamètre ; pendant ce temps, aucun effet appréciable ne se montre du côté de la grenouille. Qu'on fasse ensuite fonctionner l'interrupteur, le courant devient intermittent ; la décomposition de l'eau cesse d'être apparente dans le voltamètre ; mais le train postérieur de la grenouille entre en convulsions.

Cette expérience montre quelles grandes divisions comporte le plus naturellement le classement des réactifs et des réactions. Ce qu'on doit s'appliquer à examiner tout d'abord séparément, c'est les actions *variables* et les actions *continues* ou *permanentes*.

D'une manière générale, les effets chimiques sont plus spécialement liés aux actions continues ; les effets mécaniques, aux discontinues. Parmi ces dernières, il faut enfin distinguer, dans les actions en rapport avec la variation de l'état électrique, celles qui répondent aux variations brusques et celles qui répondent à des variations lentes, à des *oscillations*.

Dans les indications les plus sommaires des procédés employés, il est indispensable de faire figurer ces conditions de *permanence* ou d'*intermittence* d'action, ainsi que celles quantitatives et qualitatives d'*intensité* et de *tension*. On n'a pu le faire, jusqu'ici, quand on l'a essayé, qu'en mentionnant les appareils employés sous les rubriques *électrisation statique*, *galvanisation*, *faradisation*. Ce mode de notation peut suffire au moins provisoirement, *électrisation statique* signifiant tension sans quantité, *galvanisation* quantité sans tension, et *faradisation* s'appliquant aux conditions intermédiaires, mais surtout à la variation d'état brusque. Je crois que ces appellations peuvent être conservées, sous les réserves cependant des modifications qu'aurait à y introduire la simplification ou l'unification ultérieure du matériel instrumental, et avec un léger changement dont je vais avoir à donner les raisons.

Le mot électrisation *statique* est impropre en réalité, alors que la charge statique ne figure pas dans les conditions qu'utilise la pratique médicale, ou ne s'y trouve réalisée que concurremment avec des effets dynamiques ; il a, de plus, l'inconvénient d'accaparer le terme générique *électrisation*. Aussi a-t-on proposé de le remplacer par *franklinisation*. Malgré les raisons de désirer ici un néologisme, je suis peu partisan de celui-ci : il est cacophonique ; puis, l'initiale *f* ferait double emploi avec celle de faradisation et amènerait des confusions dans les notes abrégées qu'on prend au cours de sa pratique ou de ses expérimentations. J'ai l'habitude de noter S, en attendant un nouveau mot.

Sous le nom de *galvanisation*, on a tout désigné, — l'emploi de la pile et même celui des machines d'induction, — excepté la galvanisation proprement dite, c'est-à-dire l'emploi d'un couple unique dont le patient représente l'élément comburant. La galvanisation n'a été, il est vrai, presque jamais employée; mais elle a été abandonnée sans raison, sans avoir été expérimentée, et je crois à sa réintroduction dans la pratique. Je lui laisserai donc son nom, et emploierai celui de *voltaïsation* pour désigner l'emploi de la pile, c'est-à-dire d'un moteur extérieur au sujet.

L'électrisation dite statique sera continue, oscillante, ou variable; la galvanisation, toujours continue; la voltaïsation continue ou discontinue; la faradisation, toujours discontinue, brusquement variable avec les appareils volta-faradiques; oscillante avec les appareils magnéto-faradiques actuels.

ÉLECTRISATION AVEC LES MACHINES STATIQUES

Les machines électro-statiques à frottement existaient seules lorsqu'on vit que des mouvements étaient provoqués par leur *décharge disruptive* au niveau des tissus vivants. A côté des effets de la décharge brusque, on en avait noté quelques-uns de la décharge lente et *continue* : la divergence des cheveux, la sensation de souffle, de toile d'araignée promenée sur les tégu_ments. On trouve déjà, dans les tentatives thérapeutiques qui procédèrent de ces observations, des applications *variables*, — celles de la décharge disruptive, — et des applications permanentes, — celles de la décharge insensible d'un sujet incessamment rechargé.

Examinons d'abord les procédés d'électrisation *variable*.

Le plus ancien et le plus usuel est l'application de la décharge disruptive, dite par *secousse* ou *commotion*, ou par *étincelle*, suivant qu'elle est faite avec ou sans interposition d'un condensateur dans le circuit.

Les effets sensibles de la décharge peuvent être atténués et réduits à l'impression d'un *souffle* dirigé sur la partie. Il suffit, pour cela, de mettre le patient en présence, non plus d'un conducteur sphérique, mais d'une pointe.

Lorsque, à l'impression de souffle doux que donne ce procédé, on veut substituer une impression un peu plus rude, « plus vive et modérément piquante », on substitue à la pointe aiguë de métal une pointe émoussée, ou une pointe de bois vert, ou un balai de brindilles végétales. L'usage de ces intermédiaires transforme, lorsqu'ils sont suffisamment approchés du patient, l'électrisation par souffle en électrisation par *aigrettes*.

Lorsqu'enfin on veut obtenir sur une partie un peu étendue une sensation de fourmillement intermédiaire à celle du souffle et de l'étincelle, on promène rapidement la boule d'un excitateur sur la partie préalablement recouverte de flanelle ou d'une étoffe de laine quelconque. Ce procédé, dit par *friction*, ne diffère pas au fond des souffles rudes ou des aigrettes.

Dans chacun de ces procédés, la décharge disruptive a lieu au niveau de la surface cutanée. Si l'on n'a pas de raison de localiser surtout l'excitation dans la peau, si l'on cherche à agir plutôt sur les muscles ou sur les troncs nerveux, il semble qu'il vaille mieux employer des excitateurs humides fixés au patient et faire porter la lacune du circuit sur un point quelconque de sa portion inerte. Les effets sensibles sont toutefois alors atténués au point qu'il y a lieu de reprendre l'étude de cette décharge *médiate*, de voir dans quelle mesure elle peut répondre à ce qu'on en attendait, et de rechercher à quelles indications elle pourrait plus spécialement satisfaire.

On a fait enfin une distinction dans les procédés précédents, admettant que chacun se présentait sous deux aspects, suivant que la lacune du circuit au niveau de laquelle se fait la décharge forte ou faible, douce ou rude, se trouve entre la machine et le patient, ou qu'elle est située entre le patient et le sol. Lorsque la lacune du circuit se trouvait entre la source et le patient, on disait celui-ci électrisé par *irroration*; lorsqu'elle était entre le patient et la terre, il était électrisé par *exhaustion*. Il eût été plus simple et plus clair d'indiquer cette nuance en disant le patient électrisé par *charge* ou par *décharge*.

Dans tous les cas, l'orientation du flux, dirigé de la source à la terre à travers le patient et les excitateurs, est fournie par le signe de la source.

Dans les électrisations variables par *irroration* ou charge, il est inutile d'isoler le patient; il doit être, au contraire, placé sur un tabouret isolant dans les électrisations par exhaustion ou décharge

Il est enfin un procédé, indiqué dans quelques auteurs seulement et qui a été peu appliqué, procédé dans lequel la neutralisation ou la déperdition ne se faisaient plus dans le sol, mais dans le patient. C'est l'électrisation *par deux pointes* en communication chacune avec un des pôles de la machine, et agissant par souffle ou aigrettes aux extrémités d'un diamètre voulu du corps. Ce procédé serait l'un des plus intéressants à reprendre aujourd'hui, sinon comme agent thérapeutique, du moins comme instrument de comparaison entre les effets de tension et les effets de quantité des flux ou des courants continus.

Jusqu'ici nous n'avons eu à envisager que des procédés d'électrisation variable; dans les suivants, une action variable douce se trouve ajoutée à celle d'une charge statique permanente. C'est clieue qui a dans le *bain électrique*. Le patient, isolé, étant mis en communication avec l'un des pôles, positif ou négatif, de la machine, reçoit une *charge* qui va croissant jusqu'au moment où la déperdition, augmentant avec la charge, devient égale à l'accroissement de charge incessamment communiqué. A ce moment, le patient peut être considéré comme soumis à une charge constante ou comme lentement traversé par un courant constant.

Si l'on en excepte l'électrisation par deux pointes, on s'est, dans tous ces procédés, servi de la machine génératrice comme source unipolaire; il appartient à des essais ultérieurs d'apprendre ce que donnerait le fonctionnement bipolaire. Il est intéressant, en effet, de voir aujourd'hui ce que donnent les flux d'immense tension et de quantité négligeable ou presque négligeable des machines statiques, comparés à ceux de grande quantité et de faible tension de la pile voltaïque.

On a, en somme, faisant usage des machines électro-statiques, fait de l'électrisation *permanente* (bains), de l'électrisation *variable* (étincelles et commotions), et de l'électrisation mixte (souffle et aigrettes). On n'a guère, jusqu'ici, dans ces opérations, fait intervenir qu'un pôle, l'autre étant à la terre, et la neutralisation, — la chute de potentiel, — se faisant en dehors du patient; enfin on a presque exclusivement, dans les essais de cet ordre, fait intervenir les sources de polarité positive. On voit immédiatement quelles lacunes sont à combler dans l'expérimentation des effets des sources de très hauts potentiels sans quantité.

GALVANISATION

La *galvanisation* constitue une méthode d'électrisation qui n'a presque pas laissé de traces dans la littérature médicale, et dont le nom a été abusivement appliqué à l'emploi de la pile et même à celui des machines d'induction. Rappelant ici l'attention sur cette méthode trop délaissée, je tiens à lui restituer son nom.

On pratiquait la galvanisation en appliquant sur deux points du corps deux lames de métaux différents, l'un facilement oxydable (zinc), l'autre inoxydable ou moins oxydable (or, argent, cuivre), reliés entre eux par un arc que fournissait d'abord l'un des métaux. D'après les théories qui avaient cours alors, l'électricité naissait du contact des métaux, et l'organisme ne figurait qu'un substratum placé de façon à la recueillir.

Les choses se comprennent autrement aujourd'hui. Pour nous, la source d'électricité est à la surface de contact du zinc avec la peau du sujet; le métal non attaqué n'est qu'un collecteur comparable à celui qui, dans le couple voltaïque, est le départ de l'électrode positive; quant à l'organisme, il représente l'élément liquide de ce couple. Aussi ai-je cru pouvoir remplacer la plaque de métal non attaqué par une surface de charbon dans tous les cas où, ne cherchant pas à désorganiser la peau, on n'agit sur elle que médiatement; enfin l'arc extérieur n'est plus emprunté à l'un des métaux appliqués : il suffit qu'il soit conducteur.

Le courant, dirigé, dans l'arc conducteur extérieur, de l'électrode non attaquée au zinc, se trouve dirigé, dans le sujet, de la plaque de zinc à la plaque inerte. C'est au niveau du zinc que se portent les acides organiques, au niveau de l'argent ou du charbon que se portent les alcalis. Cette orientation paraît tout d'abord opposée à celle de la voltaïsation, dans laquelle les acides se portent sur l'électrode qui continue le pôle non attaqué. La raison de cette différence apparente est que l'organisme, au lieu d'être intercalé dans la portion extérieure du circuit, fait ici partie de l'électromoteur.

L'appareil de la galvanisation mis en place, on a un couple fermé sur lui-même, couple d'un faible pouvoir électromoteur, et dont le circuit offre, au moins dans sa partie organique, une résistance notable : le courant a peu de tension et très peu de quantité.

Ces applications galvaniques sont nécessairement de longue durée : je les prolonge jusqu'à presque dessiccation des rondelles d'agaric qui protègent la peau.

VOLTAÏSATION

Emploi d'un électromoteur à action continue extérieur au sujet sur lequel agira le courant.

Les pratiques qui s'y rattachent ont été jusqu'ici comprises sous le nom de *galvanisation* ; je viens de montrer qu'il y a lieu de réserver ce mot pour un procédé de nature voisine, mais d'un outillage et d'un manuel quelque peu différents.

La voltaïsation a été effectuée jusqu'ici avec des électro-moteurs chimiques. On a dû croire récemment qu'il serait possible d'y appliquer les nouveaux moteurs magnéto-électriques. Si des modifications indispensables les rendaient propres à cet usage, l'instrument seul serait changé : la méthode, les modes d'application et les effets resteront les mêmes.

Tandis que la galvanisation ne représentait qu'un procédé d'électrisation permanente, la voltaïsation ne fut tout d'abord employée qu'à donner des chocs. Il y avait de cela deux raisons : la première est qu'elle succédait à l'électrisation statique, employée surtout comme agent variable, à une époque où l'on ne tenait guère compte que de son action excitante de la motricité : la seconde fut la préoccupation d'éviter les cautérisations, dont on ignorait le mécanisme, et contre la production desquelles on ne savait pas se garantir.

Du jour où parurent les machines d'induction, la voltaïsation discontinue ne devait plus rester comme moyen d'action variable, au moins en tant qu'agent thérapeutique. Nous verrons cependant, lorsqu'il sera question du diagnostic des paralysies du mouvement, que son emploi y peut souvent fournir d'utiles indications.

Pendant longtemps on s'est servi, pour introduire le courant dans l'organisme, d'excitateurs en cuivre ou en argent. Pour éviter l'action caustique des électrodes, on recouvrait ces excitateurs d'un tissu mouillé, généralement de peau de daim. Or il arrivait que le travail chimique du courant altérait les excitateurs et les encrassait d'une couche peu conductrice qui les mettait rapidement dans le cas de faire un mauvais service. Pour éviter cet inconvénient, en même temps que la rapide détérioration de la peau de daim qui en était la conséquence, j'ai substitué aux pièces de métal des excitateurs tournés dans le charbon des cornues à gaz; aujourd'hui, Gaiffe obtient ces excitateurs de charbon par le moulage d'une pâte compacte.

D'autre part, la peau qui a été mouillée, puis séchée, se mouille ensuite plus difficilement et moins également; on devra donc toujours laisser dans l'eau, une fois qu'ils ont été mis en service, les excitateurs à employer. Enfin, lorsqu'on emploie des courants d'une intensité pratique, il faut, pour éviter les cautérisations ou une douleur inutile, garnir les excitateurs mieux qu'on ne fait généralement; Gaiffe place une rondelle d'agaric entre le charbon et la peau de daim; j'en ajoute une seconde en dehors de celle-ci : cette précaution est déjà manifestement utile pour les courants de moyenne intensité, de 8 à 15 milliampères.

Pour avoir de bons contacts et amoindrir autant que possible les actions locales en rapport avec les résistances au passage, Dubois-Reymond a employé comme excitateurs des masses de terre glaise; Apostoli a pu, en leur donnant une large surface, employer sans inconvénients, en vue d'applications chirurgicales, des courants notablement plus intenses que ceux usités jusqu'alors.

Supposons qu'on soit en possession d'une bonne pile; combien de couples faudra-t-il employer?

Il a été répondu diversement à cette question.

Dans les travaux de laboratoire et dans l'industrie, le nombre des couples à associer en série est calculé sur la résistance de la partie extérieure du circuit : on fait en sorte que la résistance de la pile ne dépasse pas, ou mieux n'atteigne pas celle de l'arc extérieur. La résistance propre de la pile, somme des résistances de ses couples, est connue d'avance approximativement. Celle des divers diamètres du corps humain l'est beaucoup moins, et il ne saurait en être autrement : elle varie d'un sujet à l'autre.

et, chez un même sujet, suivant une foule de conditions individuelles ou cosmiques. Il est donc impossible d'estimer avec quelque exactitude, chez les êtres vivants, des résistances qui, indépendamment des conditions que nous venons de rappeler, varient facilement du simple au double, suivant l'état de la peau, suivant le degré d'humectation des excitateurs, la pression exercée sur eux, suivant leur surface et leur forme, suivant la direction du vent. C'est pourquoi je crois inutile de reproduire les indications données par les quelques auteurs qui se sont occupés de la question; ils ont, d'ailleurs, fait porter leurs mesures sur les diamètres extrêmes et non sur les diamètres auxquels on a affaire en thérapeutique. Je crois que la pratique en apprend vite plus que ne sauraient faire ces données d'une précision trompeuse. Quand l'intensité d'un courant, mesurée au galvanomètre, n'augmente plus d'une façon appréciable par l'addition de nouveaux couples dans le circuit, je considère la limite voulue comme atteinte ou même un peu dépassée, et juge approximativement de la résistance du sujet par celle, connue, de l'arc de pile mis dans le circuit. Ce mode sommaire d'estimation m'a conduit à admettre qu'une pile de vingt couples suffit à toutes les exigences de la pratique; six à huit suffisent pour les petits diamètres; douze à quinze pour les plus grands diamètres usuels. En dépassant ces nombres on cause, sans profit pour l'intensité du courant, une douleur inutile.

Je dois, toutefois, reconnaître ici que l'usage en a décidé autrement, et que les règles observées dans l'industrie sont loin de faire loi en médecine.

L'usage, chez nous, s'est trouvé surtout établi par des auteurs qui, cherchant avant tout à éviter l'intensité pour n'avoir pas d'actions polaires caustiques, et croyant que la tension du courant est proportionnelle à la « résistance intérieure » des piles, ont annulé à peu près les leurs, augmentant en même temps le nombre des couples hors de toute mesure. On obtient ainsi des courants sans intensité, mais de tension moyenne. Or, la pile n'est pas l'instrument auquel on doive demander ce genre de travail : c'est aux machines statiques qu'il faut s'adresser si l'on veut l'obtenir d'une façon continue, aux appareils d'induction si l'on veut une action intermittente.

Contrairement à l'usage contre lequel je viens de m'élever,

j'ai toujours conseillé d'user de couples d'aussi grande surface que possible. Les raisons en sont : de rester maître d'accroître l'intensité par l'accroissement du nombre des couples, sans avoir à faire intervenir, pour l'obtention d'une intensité moyenne, des tensions inutiles; — d'atténuer autant que possible la polarisation des couples en service; — d'assurer une plus grande durée au fonctionnement des piles.

Il est, dans la voltaïsation, deux périodes d'état variable qu'on ne peut éviter : l'une au moment de la fermeture du circuit, l'autre au moment de sa rupture. La période d'*état permanent* doit être assez longue pour que ces périodes *variables* deviennent négligeables; quant aux variations correspondant à l'établissement et à l'interruption du courant, elles doivent être ménagées assez douces pour représenter moins des variations brusques que de simples oscillations.

Supposons qu'on ait entre les mains une bonne pile, armée d'un collecteur qui permette de prendre les couples un à un pour les faire entrer dans le circuit ou pour les en écarter, qu'on ait des excitateurs bien construits et convenablement garnis : les effets varieront avec l'intensité du courant, avec sa tension, avec la durée des applications.

Me fondant sur ce que la pile est un moteur destiné spécialement à fournir la *quantité*, qu'on demanderait vainement aux autres appareils dans des conditions supportables, j'ai conclu à la *tension* que donne une pile à éléments peu nombreux, dont la résistance totale serait à peine égale à celle du circuit extérieur comprenant l'organisme en expérience.

L'*intensité* du courant est facile à apprécier depuis que nos piles sont munies de galvanomètres gradués en unités d'intensité. On peut la considérer comme faible jusqu'à 3 ou 5 milliampères, comme moyenne de 8 à 15, comme forte au-dessus de 20.

La *durée* des séances de voltaïsation continue a été fixée empiriquement d'après des conditions complexes : l'énergie des courants, la somme d'effet à obtenir, la susceptibilité des parties sur lesquelles on opère. D'une manière générale, les séances seront d'autant plus longues que les courants auront moins d'énergie. Les courants très faibles et sans tension conseillés par Le Fort peuvent être appliqués pendant des journées entières;

les courants faibles, de dix minutes à une demi-heure, peut-être une heure; les courants moyens, de trois à dix minutes; les courants forts durent trois minutes au plus.

Relativement à la susceptibilité des parties sur lesquelles portent les applications, nous avons à tenir compte surtout de celle du centre nerveux et de celle de la peau.

Celle de la peau ne nous intéresse que peu, et seulement en raison de la douleur, toujours modérée, que peut causer la voltaïsation en faisant sinapisme sous les excitateurs. C'est sur les parties antérolatérales du cou que la peau est le plus sensible; toutes conditions autres étant égales d'ailleurs, c'est sous l'excitateur négatif que la douleur est plus marquée.

Du côté du centre nerveux, j'ai signalé depuis longtemps la facilité avec laquelle les applications faites à la tête ou intéressant le plexus brachial dans le creux sus-claviculaire produisent, lorsqu'elles sont énergiques ou trop prolongées, des vertiges pouvant aller jusqu'à la syncope. C'est surtout lorsque l'excitateur négatif est le plus voisin du centre que ce phénomène tend à se produire. Les précautions que commande cette éventualité sont de ne pas prolonger au delà de trois minutes les applications faites dans ces conditions, et d'opérer couchés les sujets qu'on a reconnus prédisposés à ce petit accident.

Les vues théoriques en vertu desquelles on pratique la voltaïsation la rattachent à deux modes d'action principaux dont chacun comporte un manuel spécial.

Dans certains cas, il y a lieu de faire parcourir au courant un trajet déterminé, celui d'un nerf par exemple. Les excitateurs sont alors appliqués aux deux extrémités du trajet voulu, d'où une voltaïsation que nous appellerons *longitudinale*, ajoutant à cette désignation les indications *centrifuge* ou *centripète, descendante* ou *ascendante*, suivant que le courant sera dirigé dans le sens des ramifications nerveuses ou en sens contraire.

Dans d'autres cas, on admet que l'itinéraire du courant est chose indifférente; que le point important est que l'une des électrodes soit appliquée en un point déterminé du corps, en vue de faire naître autour de ce point une atmosphère d'instabilité chimique avec réaction prédominante acide ou alcaline. On ferme alors le circuit sur un point quelconque assez éloigné du premier pour que le courant soit dispersé et que ses effets soient aussi atténués que possible dans chacune des voies qui lui sont ouvertes. On pratique ainsi ce que nous appellerons la voltaïsation *polaire*.

FARADISATION

La faradisation représente le procédé type d'électrisation variable. La soudaineté des interruptions, dans les appareils volta-faradiques, les y rend plus propres qu'aucuns autres. Cette condition est moins réalisable dans les appareils magnéto-faradiques. Cependant la facilité d'avoir ces derniers toujours prêts à fonctionner les rend utiles dans bien des circonstances, dans les boîtes de secours par exemple, et dans la trousse de l'accoucheur.

Quant aux procédés d'application, ils restent les mêmes, quel que soit le genre d'appareil dont on dispose.

Suivant qu'on se propose de faire pénétrer les courants dans les couches profondes, d'atteindre les muscles ou les troncs nerveux, ou qu'on n'a en vue qu'une action superficielle, on pratique la faradisation avec des excitateurs mouillés ou avec des excitateurs secs.

A la faradisation pénétrante se rattachent les faradisations viscérales qui se font cependant avec des excitateurs métalliques. L'inconvénient, auquel on aurait pu croire tout d'abord, de provoquer de vives douleurs, n'existe pas ou existe à peine ; ces applications sont infiniment moins sensibles dans la profondeur des cavités muqueuses qu'au niveau de la peau.

Dans les cas où la faradisation pénétrante a pour but d'agir sur les muscles pour les faire contracter, elle se pratique avec les courants de tensions relativement faibles des bobines à gros fil.

Quand on veut surtout agir sur les troncs nerveux, on emploie les courants de moins de quantité mais de plus de tension des bobines à fil moyen.

L'usage des bobines à fil fin doit être réservé pour la faradisation *sèche* ou superficielle, presque exclusivement employée à produire des révulsions. Pour localiser autant que possible l'action des courants dans un territoire cutané déterminé, on dessèche préalablement la peau, si besoin est, et l'on agit ensuite sur elle avec des excitateurs secs en forme de pinceau métallique, de brosse, de peigne, les deux réophores aboutissant à des excitateurs maintenus voisins l'un de l'autre dans leurs déplacements incessants, ou réunis sur un même manche.

. La *tension* des courants étant faible ou forte suivant qu'on prend ces courants sur une bobine à fil gros ou fin, on réglera l'*énergie* avec le graduateur dans les appareils à bobines fixes, et par le déplacement de la bobine induite dans les appareils à circuits mobiles.

Il est une condition opératoire, la fréquence plus ou moins grande des interruptions, sur le rôle de laquelle on n'est peut-être pas suffisamment fixé. Les appareils peuvent donner automatiquement de 1 à 50 interruptions environ par seconde; généralement ils en donnent une trentaine. Agissant sur les muscles, je suis partisan, pour les applications curatives, d'une trentaine d'interruptions, chiffre qui répond sensiblement à celui où se produit la tétanisation du muscle. Je réserve généralement les interruptions rares pour certaines explorations diagnostiques.

Agissant sur les muscles à fibres striées avec 30 interruptions environ par seconde, Duchenne estimait que la séance ne devait pas dépasser une minute pour chaque muscle. Dans les mêmes conditions instrumentales, je fais des séances de 3 minutes sur les muscles à fibres lisses, et de 3 à 5 et même 10, quand, agissant sur une région quelconque, je la faradise en vue d'y activer la circulation.

Les séances de faradisation sèche révulsive ne doivent pas durer plus d'une minute et demie.

Tandis que, pratiquant la faradisation pénétrante, il convient de commencer par des courants peu énergiques dont on augmentera progressivement la quantité, il faut, dans la faradisation révulsive, débuter avec des courants aussi énergiques que le patient peut les supporter, quitte à en diminuer ensuite peu à peu la quantité.

En dehors des considérations communes de convenance pratique ou théorique qui font préférer les appareils volta-faradiques aux magnéto-faradiques comme agents d'électrisation variable, il est une condition sur laquelle j'ai fait des réserves au point de vue thérapeutique.

Je crois avoir établi par des recherches antérieures que, toutes conditions autres étant égales d'ailleurs, le système nerveux était plus impressionné par la tension des courants que par leur quantité, tandis que le système musculaire l'était plus par la quantité que par la tension. Dans mes expériences, faites exclusivement avec des appareils volta-faradiques, les courants étaient instantanés. Un scrupule m'était resté : celui de savoir si la *durée* de l'action n'était pas un facteur dont il importât de tenir compte ; si sa prolongation n'était pas favorable à la provocation des réactions musculaires ; si, à ce titre, certaines indications thérapeutiques ne pourraient être mieux remplies qu'on n'était jusque-là tenté de l'admettre, par la faradisation exécutée avec les appareils magnéto-faradiques? Des épreuves, dans lesquelles Gaiffe fit contracter par des courants magnéto-faradiques de bobines à gros fil des muscles de saturnins rebelles aux excitations volta-faradiques, rendaient l'affirmative infiniment probable. Enfin, cette influence de la durée de l'état variable sur les réactions musculaires a été montrée prédominante par des expériences décisives de d'Arsonval.

INDEX THÉRAPEUTIQUE

Dans ce chapitre, auquel, pour la commodité des recherches, nous avons donné la forme d'un dictionnaire, on trouvera, indépendamment de la brève indication des procédés électro-thérapiques à appliquer à chaque cas pathologique, quelques considérations plus générales présentées à l'endroit des mots qui rappellent les procédés.

Ici, je crois utile, pour mieux fixer ces données en en faisant saisir l'esprit, de les faire précéder de l'exposé sommaire de quelques vues thérapeutiques d'un ordre tout à fait général, dans lesquelles je ne saurais avoir la prétention de résumer le rôle médical de l'électricité, mais où je dirai comment je le comprends, faisant sentir les liens doctrinaux qui rattachent les unes aux autres des indications dispersées plus loin au hasard de l'ordre alphabétique.

Le but prochain de la thérapeutique est de provoquer des réactions *fonctionnelles* ou des réactions *nutritives*, soit directement, soit indirectement en agissant sur la nutrition par la fonction, ou réciproquement, sur la fonction par la nutrition.

L'expérience de Claude Bernard, rapportée plus haut (p. 17), nous a montré *l'état variable* excitant *immédiat* de l'activité *fonctionnelle*.

N'est-il pas de moyen d'agir immédiatement sur la *nutrition?* Les actions *permanentes*, qui semblent sans influence comme excitants fonctionnels, ne pourraient-elles jouer un rôle comme excitants nutritifs ?

Je l'ai admis, sur des considérations peut-être discutables, sur des données incomplètes à coup sûr. Les tissus musculaire et nerveux sont, du fait de leur nutrition, des électromoteurs ; la fonction y intervient comme cause contre-électromotrice. Or, je me suis dit que l'intervention d'un courant additionnel agissant dans le sens du courant qui accompagne les phénomènes nutritifs devait favoriser l'accomplissement de ceux-ci. L'épreuve clinique — dont je ne me dissimule pas l'insuffisance — a paru, dans des cas variés et nombreux, donner raison à mes conjectures ; aussi suis-je arrivé, sous réserve d'amendements ou de restrictions qu'il appartiendra à l'électro-physiologie d'établir, à voir dans l'électrisation *permanente centripète* un stimulant *direct* de la nutrition.

Tels sont les deux aspects théoriques fondamentaux des formules thérapeutiques qu'on trouvera dans les pages qui suivent.

En dehors des actions directes dont il vient d'être question, une part importante est à faire à des actions *indirectes*.

Il est clair que les actions qui ont pour objet immédiat de favoriser la nutrition ne seront pas sans retentissement utile sur les aptitudes fonctionnelles ; que, dans nombre de cas, il y aura tout avantage à faire intervenir à la fois, non pas simultanément mais alternativement, les actions variables et les applications permanentes.

Les excitations fonctionnelles portées sur un organe capable de les tolérer seront, inversement, favorables au processus nutritif. Le fait était de notion vulgaire en cinésie avant de l'être en électrothérapie. On verra, à l'article *hypérémie*, l'extension que j'ai donnée à cet ordre de modifications en agissant fonctionnellement sur les phénomènes nutritifs par le *drainage circulatoire*.

Ces combinaisons forcées d'effets expliquent les succès, un peu plus lents peut-être, obtenus empiriquement de traitements institués tout d'abord sans plan bien défini.

Je n'ai pas, dans les lignes qui précèdent, fait la part des actions *polaires* des applications permanentes, actions dont le mécanisme prochain est très vraisemblablement d'ordre chimique. Leur utilité a été établie dans nombre d'épreuves cliniques ; mais la question de la nature des réactions qu'elles provoquent est encore fort obscure.

INDEX THÉRAPEUTIQUE

ABCÈS. Lorsqu'une collection doit suppurer, la faradisation, et même la voltaïsation, m'ont paru en hâter la maturation. Pareille observation avait été faite autrefois pour certaines petites collections, furoncles, panaris, qu'on traitait par l'électrisation statique : bain et exhaustion.

Pour l'ouverture, j'emploie *l'acupuncture voltaïque*, ou la *cautérisation tubulaire* (V. *Cautérisation. Chimicaustie*), particulièrement avantageuse dans les abcès à foyers anfractueux. L'occasion m'a manqué de l'appliquer aux abcès du foie, de la prostate, et perinéphrétiques, où elle serait particulièrement indiquée. Dans ces opérations, la tige caustique sera d'un calibre variable, d'autant plus fort qu'on voudra l'évacuation plus prompte ou qu'on tiendra davantage à conserver la libre communication de la cavité morbide avec l'extérieur.

Dans les cas d'ouverture avec le bistouri, on pourra souvent recourir à l'anesthésie faradique. V. *Anesthésie chirurgicale*.

ACCOMMODATION (**Troubles de l'**) *par paralysie du muscle ciliaire*. Faradisation humide du globe oculaire couvert par l'excitateur négatif; circuit fermé dans la main du même côté; séances de **2 à 3 minutes**; courants de la bobine à gros fil.

— *Par spasme du muscle ciliaire*. Voltaïsation continue polaire positive. Excitateur positif appliqué sur le globe avec interposition d'agaric mouillé; circuit fermé dans la main; courants de tension médiocre et de quantité faible; séances de 10 à 15 minutes.

ACCOUCHEMENT. La faradisation humide pratiquée au niveau des fosses iliaques a été conseillée pour déterminer l'accouchement prématuré artificiel (Cleveland, Barnes). Ces auteurs n'y ont pas toujours réussi, malgré des séances fréquentes d'une heure et plus. C'est un moyen qui ne paraît pas mériter d'être conservé.

Avant l'accouchement, la faradisation utérine peut être indiquée par l'enclavement. (V. ce mot.)

Les expérimentations les plus larges de la faradisation pendant le travail sont celles de Saint-Germain. Toutes les fois que, le travail étant commencé et les douleurs se succédant régulièrement et périodiquement tous les quarts d'heure environ, il a faradisé la région lombaire par deux excitateurs, il a vu, au bout d'un temps très court, une activité nouvelle se manifester dans les contractions utérines, et les douleurs se rapprocher rapidement. Les contractions provoquées étaient plus longues et plus douloureuses que les autres. La dilatation du col a paru marcher constamment avec rapidité sous l'influence de la faradisation. Dans tous les cas observés, l'expulsion du placenta aurait suivi immédiatement celle de l'enfant. Dans aucun cas l'enfant n'a paru souffrir des effets de l'électricité, bien qu'il ait accusé souvent, par des mouvements manifestes, sa sensibilité à l'action des courants. Toutes les femmes, enfin, chez lesquelles a été appliqué ce procédé ocitocique, l'ont parfaitement supporté; leurs accouchements très rapides n'ont donné lieu à aucun accident, et les suites en ont été très heureuses.

L'auteur n'a publié qu'une statistique sommaire de ses observations; et les conclusions générales, très intéressantes d'ailleurs, qu'il en tire, laissent malheureusement intacte la question des indications.

Je conseille de recourir à la faradisation utérine dans les cas d'arrêt du travail tenant à la pléthore ou à la distension excessive de l'utérus. Si l'arrêt du travail est produit par une émotion morale ou par fatigue locale, je m'adresse d'abord au chloroforme ou au chloral. La voltaïsation rachidienne ascendante serait à essayer dans ces cas.

S'il survient une hémorrhagie pendant le travail, la faradisation sera appelée, sans préjudice des manœuvres indiquées, à la modérer ou à l'arrêter.

Après l'accouchement, la faradisation utérine constitue le plus prompt et le plus énergique des hémostatiques (Radford).

Faradisation par excitateur négatif olivaire ou cylindrique de gros calibre introduit dans l'utérus; circuit fermé largement sur l'abdomen ou sur le sacrum; séances de 2 à 3 minutes, répétées s'il est besoin; bobine à gros fil; courant amené progressivement à être aussi énergique qu'on pourra le faire supporter.

Je pratique toujours la faradisation immédiatement après l'accouchement parfait, et la répète les 4 ou 5 jours suivants afin d'éloigner les chances d'accidents puerpéraux; la convalescence en est ainsi rendue bien plus rapide. Mêmes procédés que ci-dessus; séances de 3 minutes, chacun des 3 ou 4 premiers jours. Si l'on avait observé avant la grossesse une déviation un peu prononcée, le procédé de faradisation devrait être choisi de façon à la corriger. V. *Utérus.*

ACNÉ. V. *Peau.*

ACRODYNIE. Contre les contractures et crampes, applications permanentes de bracelets métalliques (Burq).

ACUPUNCTURE ÉLECTRIQUE. On a, de tout temps, cherché à localiser les actions électriques, variables aussi bien que permanentes, au moyen d'aiguilles implantées dans les tissus. Cet usage d'excitateurs pénétrants a été à juste titre abandonné en tant que moyen de localisation des actions variables. Mais il a été conservé dans quelques cas pour localiser les actions voltaïques. On a vu alors se produire des eschares sur le trajet des aiguilles. Ce fait, considéré d'abord comme un accident de la voltaïsation, a été généralement dissimulé.

Depuis la découverte de la chimicaustie voltaïque, l'acupuncture doit être considérée comme un moyen d'effectuer des cautérisations linéaires pénétrantes, de direction perpendiculaire ou oblique à la surface des téguments. Je l'ai largement employée dans cet esprit, en vue d'ouvrir des collections morbides en même temps que de modifier la nutrition des parties qui les contenaient, V. *Abcès, Kystes, Hydrocèle,* recourant à la *cautérisation tubulaire* quand je veux établir une communication permanente avec l'extérieur. V. *Cautérisation.*

C'est encore à l'acupuncture qu'on a recours pour effectuer des coagulations curatives. V. *Anévrisme, Varices, Hémorrhoïdes.*

L'acupuncture peut être *voltaïque* ou *galvanique.* V. *Chimicaustie.*

ADÉNITES CHRONIQUES. Traitement résolutif : faradisation humide de la tumeur, comprise entre les deux excitateurs : bobine à gros fil; séances de 5 à 10 minutes.

Ce traitement fait disparaître rapidement l'empâtement péri-ganglionnaire, mais resterait le plus souvent inefficace contre la lésion ganglionnaire s'il était employé seul. Si la tumeur doit suppurer, il hâte peut-être cette terminaison.

A essayer : voltaïsation polaire. La positive m'a donné quelques bons résultats ; je n'ai pas encore expérimenté comparativement la négative.

Bain électro-statique, exhaustion.

En cas de suppuration, V. *Abcès, Cautérisation tubulaire.*

ADÉNOME. On pourra tenter de détruire la tumeur sur place par la *cautérisation sous-cutanée.* V. ce mot.

Le même traitement est applicable aux hétéradénomes.

AGE CRITIQUE. (Accidents de l'). Les plus redoutables sont ceux liés aux congestions pulmonaires, cardiaques ou céphaliques.

On les préviendra par des *dérivations* faites dès qu'apparaissent des malaises prodomiques : oppression, vertiges. Faradisation utérine, en suivant le procédé désigné par une double indication ; séances longues : de 5 à 10 minutes. L'hyperémie passagère artificiellement provoquée par la faradisation utérine a tous les avantages physiologiques de la dérivation produite par la menstruation naturelle, et constitue le meilleur moyen préventif des accidents graves qui sont souvent la conséquence des congestions pulmonaires ou cérébrales. V. *Hyperémie, Dérivation, Utérus.*

Contre les accidents hémorrhagiques de la ménopause, recourir encore à la faradisation utérine, en y employant des courants de faible tension, de quantité assez rapidement croissante, et faisant les séances courtes : de 1 à 2 minutes. V. *Métrorrhagie.*

AIMANTS. V. *Magnétiques* (Applications).

ALBUGO. V. *Cornée.*

ALBUMINURIE. L'expérimentation physiologique doit faire repousser cette vue classique que l'albuminurie serait une affection toujours primitivement et exclusivement rénale ou cardiaque. On doit admettre aujourd'hui une albuminurie d'origine bulbaire, dont l'histoire est à faire, et dans laquelle l'électrisation pourra rendre des services.

Pour certains symptômes, V. *Céphalalgie, Dyspnée, Anasarque.*

ALCOOLISME. Voltaïsation ascendante de la moelle épinière. Séances de 3 minutes ; intensité moyenne. V. *Delirium tremens.*

ALIÉNATION MENTALE. V. *Mentales (Maladies).*

AMAUROSE. Quelques récits de guérisons d'amauroses se trouvent chez les auteurs qui ont écrit sur l'électricité vers la fin du siècle dernier ; ces résultats auraient été obtenus de l'électrisation par étincelles. Un peu plus tard, la voltaïsation discontinue aurait aussi donné quelques succès. Ces faits sont bons à noter et doivent encourager à étudier, en s'aidant de l'ophthalmoscope, l'influence de l'électrisation dans les cas où la cécité n'est pas en rapport avec des lésions irrémédiables de la papille optique ou avec une atrophie des vaisseaux. V. *Amblyopie.*

AMBLYOPIE. Dans les amblyopies congestives, l'électrisation pourra très utilement intervenir. On s'adressera à la faradisation du bassin pour produire des *dérivations* (V. ce mot), et à la voltaïsation continue polaire positive exercée localement.

On pourra enfin essayer de la faradisation localisée comme moyen de traitement de la congestion par la production d'hyperémies passagères. V. *Hyperémie.*

AMÉNORRHÉE. Faradisation utérine, en adoptant le procédé que pourra désigner une double indication. V. *Utérus.*

Chez les vierges, faradisation lombo-suspubienne : séances longues, de 5 à 10 minutes ; courants de quantité médiocre ; bobine à gros fil.

Tous les procédés d'électrisation ont donné des succès dans l'aménorrhée ; mais la faradisation est de beaucoup le plus rapidement efficace.

AMYGDALITE *Aiguë.* Voltaïsation continue polaire positive par excitateur extérieur.

— *Chronique.* Chimicaustie par aiguille positive ou négative piquée sur l'amygdale. Circuit fermé dans la main.

AMYOSTHÉNIE. Bains électriques de l'auteur. V. *Bains électriques.*

Voltaïsation continue ascendante du rachis. Séances de 3 minutes.

ANALGÉSIE. Faradisation sèche, révulsive, de la surface analgésique.

Applications métalliques.

ANAPHRODISIE. *Par excès d'action cérébrale.* Voltaïsation continue rachidienne ascendante ; courant de quantité moyenne ; séances de 3 à 5 minutes.

— *Par insuffisance d'action spinale.* Faradisation humide par excitateurs placés au périnée, à la racine de la verge, dans le rectum. — Faradisation révulsive des mêmes parties, souvent analgésiques, et du scrotum.

ANASARQUE. En dehors des cas d'affections organiques du cœur et de cirrhose, bains électriques de l'auteur. V. *Bains électriques.*

Bains électro-statiques et exhaustion par friction.

ANÉMIE GÉNÉRALE. Bains électriques de l'auteur. Si l'absence du sommeil persistait, voltaïsation continue rachidienne ascendante ; séances de 3 minutes. V. *Amyosthénie. Anasarque.*

N'opposer la faradisation révulsive aux douleurs des anémiques qu'après quelques jours de l'application des moyens précédents, excepté dans les cas où existeraient des douleurs violentes et généralisées. Pratiquer alors, dès le début, une vive révulsion tout le long du rachis.

ANÉMIE LOCALE. État d'une région circulatoire où l'afflux du sang artériel est insuffisant. L'anémie locale est le plus souvent compliquée de *Stase.* V. ce mot.

Faradisation humide de la région. Courants de faible tension et de quantité médiocre. Séances de 3 à 5 minutes.

ANESTHÉSIES. Paralysie de la sensibilité générale. V. *Analgésie.* — Anesthésie optique. V. *Amaurose.* — Anesthésie auditive. V. *Surdité.* — Anesthésie olfactive. V. *Anosmie.* — Anesthésie gustative. V. *Goût* (paralysie du).

L'*Anesthésie tactile* se rencontre, indépendante de l'analgésie, dans certaines formes paralytiques cérébrales où elle n'a par elle-même qu'une importance très secondaire et ne réclame pas de traitement particulier.

Il en est de même de *l'anesthésie de température*, qu'on trouve accompagnée d'autres paralysies dans quelques vésanies, et qu'on peut observer isolée dans des cas de lèpre.

Quant à *l'anesthésie musculaire*, constante dans l'ataxie locomotrice, elle n'y réclame aucun traitement spécial. Duchenne l'a vue heureusement modifiée, dans l'hystérie, par la faradisation humide et aussi par la faradisation révulsive. V. *Ataxie.*

De même qu'il existe une sensibilité musculaire, indépendante de la sensibilité tactile (Ch. Bell), de même il existe une *sensibilité articulaire*, indépendante du sens musculaire, et jouant un rôle dans les mouvements et surtout dans le repos actif des articulations (Tripier). L'anesthésie articulaire est profonde, moins douloureuse mais plus gênante que l'analgésie superficielle; elle indique l'emploi de la faradisation humide et exige un long traitement.

Au niveau des articulations, des genoux surtout, on rencontre très fréquemment l'analgésie superficielle; celle-ci s'accompagne presque constamment de douleurs spontanées qui cèdent assez rapidement à la faradisation révulsive. Lorsque, comme il arrive souvent, l'analgésie superficielle existe en même temps que l'anesthésie articulaire, une séance de faradisation humide doit précéder la révulsion.

On peut dire d'une manière générale que, dans les diverses anesthésies, le traitement électrique du symptôme consiste dans le choix du procédé d'excitation qui, à l'état physiologique, est le plus propre à faire naître les sensations qui font défaut chez le sujet en observation.

ANESTHÉSIE CHIRURGICALE. Dans les opérations de courte durée, la douleur pourra être souvent évitée au patient en faisant de l'instrument du chirurgien l'excitateur négatif d'un circuit de faradisation (Francis).

Dans l'avulsion des dents, le davier ou la clef étant en communication avec le réophore négatif, le circuit sera fermé dans la main du même côté. Dans l'ouverture des abcès, le réophore négatif aboutit au bistouri. On ferme d'ordinaire le circuit dans le voisinage immédiat de l'abcès, ce qui n'est pas la meilleure conduite à tenir : mieux vaut le fermer à une certaine distance, en remontant le tronc du nerf qui se distribue à la partie. Les courants volta-faradiques sont les seuls à employer; très peu de quantité; on a donné jusqu'ici, sans raison je crois, la préférence au gros fil.

Pourquoi attache-t-on à l'instrument vulnérant le réophore négatif? Si c'est à la suite d'épreuves comparatives, le récit de ces épreuves ne nous est pas parvenu : il serait donc intéressant de les reprendre. Quant au point où le circuit doit être fermé, j'y attache une grande importance et crois que de son choix surtout dépend le succès ou l'insuccès de l'opération. J'explique l'anesthésie apparente par ce fait que de deux sensations — celles des deux pôles, dont une se complique de l'opération — se produisant simultanément, celle qui affecte l'appareil nerveux le plus près du centre lui est transmise à l'exclusion de l'autre. Je recommande donc de fermer le circuit sur un point un peu élevé du tronc du nerf dont les ramifications seront lésées, ou, lorsque cette condition ne pourra être réalisée, sur une partie choisie de façon telle que le même nerf ne soit pas affecté dans deux points équidistants du centre, que celui-ci soit plutôt atteint par un courant largement dispersé.

ANÉVRISMES. Lorsqu'un courant continu passe à travers du sang, un caillot se forme au niveau de l'électrode positive; d'où l'idée de tenter la coagulation du sang dans les sacs anévrismaux en y faisant pénétrer le courant par deux aiguilles (Pravaz). Maintenir, pendant l'opération, la circulation libre dans la tumeur, c'est-à-dire ne pas exercer de compression au-dessus (Strambio, Ciniselli). La coagulation est le résultat de l'action sur l'albumine des acides naissant au niveau de l'électrode positive (Ciniselli). L'électrode positive, simple ou ramifiée, doit être seule introduite dans la tumeur, le circuit étant fermé, dans le voisinage, par une large surface (Tripier). Au lieu de refroidir la tumeur par des applications de glace, on doit, pendant l'opération, protéger le plus possible contre le refroidissement la région où elle siège (Tripier). Ciniselli demande au courant de la tension sans trop de quantité. Je préfère moins de tension et plus de quantité. Les séances dureront de 7 à 20 minutes; on n'est pas encore fixé sur l'utilité de les couper par des temps de repos.

Cette opération a donné de beaux résultats dans des anévrismes externes et même dans des anévrismes de l'aorte thoracique. Sa valeur ne saurait être établie par les statistiques actuelles, les procédés employés ayant été, dans la très grande majorité des cas, éminemment défectueux.

Bien fondée en théorie, cette opération a encore pour elle l'épreuve de la pratique. Après l'avoir accueillie avec une faveur dont témoignent mes efforts pour conformer la pratique aux données de la théorie, je me suis cependant trouvé conduit à ne plus accorder à celle-ci que la valeur d'une explication partielle des faits. La coagulation de l'albumine par les produits acides de l'électrolyse ne s'observe pas aussi nettement qu'il a été admis; la coagulation de la fibrine produite mécaniquement par la présence des aiguilles pourrait bien représenter la principale condition du succès. En continuant à admettre que l'électrolyse joue un rôle dans le phénomène, il reste à déterminer quel est ce rôle, moins étendu, je crois, que nous ne l'avions admis d'abord.

ANGINE DE POITRINE. Traitement de l'accès : Énergique faradisation révulsive au niveau du mamelon (Duchenne).

Voltaïsation continue cardio-précervicale gauche : large excitateur positif sur la région du cœur; excitateur négatif au niveau du passage du pneumogastrique gauche entre les attaches inférieures du sterno-mastoïdien; séances de 3 minutes répétées à intervalles aussi rapprochés qu'il pourra être indiqué (Tripier).

ANKYLOSES. Dans les cas d'ankyloses incomplètes, les séances de faradisation humide, longues et longtemps continuées, font gagner toute la liberté de mouvement que la configuration des parties dures peut permettre d'espérer. Comprendre l'articulation entre deux larges excitateurs appliqués aux extrémités de son diamètre transversal.

ANOSMIE. Électrisation par aigrettes des fosses nasales et de la racine du nez.

ANTEFLEXION. ANTEVERSION. V. *Utérus.*

ANTHRAX. Ouverture par la *cautérisation tubulaire* avec un trocart de fort calibre. V. *Cautérisation.*

ANUS (**Abcès de la marge de l'**). Ouverture par cautérisation tubulaire. V. *Cautérisation.*

— (**Fistules à l'**). Chimicaustie voltaïque ou galvanique du trajet. V. *Chimicaustie*.

APHONIE *hystérique* ou *rhumatismale chronique*.

Faradisation humide par courants de basse tension. Séances de 1 à 2 minutes. Un excitateur prélaryngien étant appliqué sur le cou, au niveau de l'espace crico-thyroïdien, l'autre est appuyé sur la nuque, ou mieux derrière le larynx, dans l'œsophage.

On peut encore agir extérieurement avec les deux excitateurs humides, placés l'un au niveau de l'espace crico-thyroïdien, l'autre au-dessus du cartillage thyroïde ; mais ce procédé ne vaut pas le précédent.

Faradisation révulsive pratiquée au-devant du cou.

Voltaïsation continue polaire positive, par excitateur prélaryngien, le circuit étant fermé sur la nuque, ou mieux dans la main. Séances de 3 minutes.

APOPLEXIE. V. *Paralysies cérébrales*.

ARTHRITE CHRONIQUE *traumatique* ou *rhumatismale*.

Faradisation humide de l'articulation malade par deux excitateurs placés aux extrémités de son diamètre transversal. Courants de basse tension, d'intensité croissante. Séances quotidiennes de 5 à 10 minutes. V. *Contusion articulaire* et *Hydarthrose*.

Dans les cas où persistent des douleurs que n'expliquent plus l'état de l'articulation, faire suivre chacune de ces séances d'une application révulsive : faradisation cutanée par courants de haute tension.

ATHRITISME. Contre l'état général, électrisation statique : bain ; bain et exhaustions, frictions généralisées.

Bain faradique de l'auteur.

Contre les symptômes : V. *Goutte*, *Rhumatisme*, *Douleur*, *Peau*.

ARTHRODYNIE. Faradisation révulsive de la région articulaire. Séances quotidiennes.

Dans la plupart des cas, la faradisation révulsive devra être précédée de la faradisation profonde. Séances de 5 à 15 minutes. V. *Arthrite*.

ARTICULAIRES (affections). *V. Arthrite, Arthrodynie, Anesthésie, Hydarthrose, Contusion, Entorse.*

ASCITE. Faradisation profonde par excitateur rectal, négatif, le circuit étant largement fermé sur l'abdomen par une plaque humide positive. Séances de 5 à 10 minutes.

Ne pas compter sur des résultats persistants dans l'ascite de la cirrhose, ou d'une cardiopathie organique, ou de l'anasarque albuminurique. *V. Anasarque.*

ASPHYXIE en général. Faradisation révulsive des parois thoraciques.

Faradisation du diaphragme par les nerfs phréniques, accessibles, au cou, sur la face antérieure du scalène antérieur, en déprimant la peau de dehors en dedans avec deux doigts placés au niveau du bord externe du faisceau claviculaire du muscle sterno-mastoïdien; un excitateur sur chacun des nerfs; intermittences rapides; interrompre aussitôt après chaque mouvement inspiratoire et reprendre aussitôt après l'expiration favorisée par des pressions (Duchenne).

Même procédé avec excitateurs à large surface, pour exciter à la fois avec le nerf phrénique, les plexus cervical et brachial, et la branche externe du spinal (Duchenne)

Malgré la préférence accordée par Duchenne à ce dernier mode d'opérer, je préférerais le premier, qui expose moins à agir sur les pneumogastriques. Je serais plutôt d'avis d'agir sur les nerfs phréniques avec deux olives portées sur un réophore bifurqué, positif, et de fermer le circuit, avec la périodicité voulue, au moyen d'un large excitateur mouillé, négatif, promené sur les attaches costales du diaphragme. Bobine à gros fil.

Ces moyens conviennent surtout dans l'asphyxie par submersion, par respiration de gaz ou vapeurs toxiques, par strangulation, par le froid, dans l'asphyxie des nouveau-nés.

Onimus a vanté, comme bien plus efficace, la voltaïsation « continue (?) » par excitateur positif dans le rectum, et négatif dans la bouche; courant d'une assez grande tension. Ce procédé a-t-il été essayé? Il est permis d'en douter. *V. Chimicaustie voltaïque.*

Le même auteur recommande aussi, en pareil cas, la voltaïsation avec excitateurs placés « l'un sur le cou, l'autre sur la région précordiale », avec des courants de trop de tension si l'auteur n'a pas confondu la tension avec la quantité.

Contre les symptômes asphyxiques en rapport avec une affection organique du cœur, voltaïsation continue ascendante du pneumogastrique gauche, — cardio-précervicale gauche. Contre ceux qui dépendent d'un météorisme considérable, voltaïsation continue ascendante du pneumogastrique droit, — épigastro-précervicale droite. V. *Pneumogastrique*.

ASTHME. Faradisation révulsive de toute la région dorsale comprise entre les deux omoplates.

Pendant l'accès, voltaïsation continue, l'excitateur positif étant placé sur l'épigastre ou au niveau du cœur, et l'excitateur négatif à la partie supérieure de la nuque. Séances longues, maintenues autant que possible jusqu'à apaisement des symptômes.

Électrisation statique : Bain et exhaustion (Lowel).

ATAXIE. Nom générique des affections convulsives. Je ne les admets pas comme pathogéniquement distinctes, mais les considère comme symptomatiques d'une excitation réflexe, ou même, plus souvent, de diverses formes paralytiques. Le traitement devra être fondé sur la recherche de la cause ; c'est celle-ci qui fournira les indications. V. *Paralysies cérébrales*.

ATAXIE LOCOMOTRICE. Duchenne y a vanté la faradisation profonde des masses musculaires et la faradisation révulsive des parois thoraciques.

J'y conseille la voltaïsation continue ascendante de la région rachidienne par courants faibles et séances longues d'une heure environ. On obtient ainsi constamment une diminution ou la cessation des douleurs fulgurantes et souvent une amélioration marquée de la paralysie du sens musculaire, amélioration qui peut être celle qu'un de mes malades, devenu aveugle, se promenait correctement, sans canne et sans soutien, dans son appartement.

ATHÉTOSE. Hémi-athétose. Voltaïsation polaire positive de l'hémisphère cérébral du côté opposé à celui où ont lieu les contractures, par un large excitateur appliqué sur une éponge reposant sur le crâne. Fermeture du circuit sur le dos du carpe ou du tarse.

ATRÉSIE de l'urèthre. V. Urèthre.

— de l'orifice cervico-utérin. Rétablir celui-ci par la chimicaustie négative. Electrode caustique olivaire allongée ou cylindrique de 3 à 5 millimètres de diamètre transversal portée sur une tige isolée. Circuit fermé sur l'abdomen où sur la partie interne de la cuisse gauche. Séance de 20 à 30 ou même 45 minutes, à répéter au bout d'une quinzaine de jours s'il est besoin.

ATROPHIE MUSCULAIRE. On admet généralement que l'inaction d'un muscle est par elle-même une cause d'atrophie, et que l'exercice provoqué de sa contractilité a qualité pour empêcher ou restreindre l'atrophie.

C'est en se fondant sur cette vue que Duchenne a conseillé la faradisation musculaire dans l'atrophie musculaire progressive. Il est constant qu'elle y donne quelquefois des résultats encourageants, au moins pendant un certain temps.

Je ne crois pas que l'atrophie par inaction constitue une condition morbide qui vaille un traitement spécial. Je ne crois pas que l'exercice soit capable de ramener à son type normal ou même d'améliorer sensiblement et d'une manière durable la nutrition d'un muscle en voie d'atrophie véritable, et n'admets le recours à la faradisation musculaire que dans les cas d'atrophies spinales en voie de réparation. V. *Paralysies.*

Je pense que les résultats obtenus de la faradisation par Duchenne doivent s'expliquer par quelque autre mécanisme, et préfère à l'action exercée sur les muscles des tentatives s'adressant au système nerveux périphérique ou central. La voltaïsation continue longitudinale centripète m'a donné quelquefois des résultats très satisfaisants.

AVORTEMENT. A été essayé au moyen de la faradisation, mais sans succès. La faradisation ne réussit guère mieux à provoquer l'accouchement prématuré. V. *Accouchement.*

BAINS ÉLECTRIQUES. Procédés d'électrisation dans lesquels on se propose d'agir sur tout l'organisme à la fois. Ils sont variés et s'exécutent avec les machines à frottement, les piles et les appareils d'induction.

A. *Bain électro-statique.* V. *Procédés p. 21.*

Les expériences dans lesquelles Grandeau a constaté que la

végétation des plantes soustraites à l'action de l'électricité atmosphérique devenait languissante, donnent à penser que le bain électro-statique pourrait être appelé à jouer un rôle important comme modificateur général de la nutrition.

B. *Bain voltaïque.* Le patient étant suspendu, sans la toucher, dans une baignoire métallique, prend dans ses mains un large rouleau répondant à l'une des électrodes d'un courant un peu intense. L'autre électrode venant s'attacher à la baignoire, l'eau du bain ferme le circuit sur toute la partie du corps immergée.

Ces bains ont été employés en vue d'extraire de l'organisme le mercure et le plomb, la baignoire recevant l'électrode négative et le patient l'électrode positive. Ils sont, à ce point de vue, sans valeur aucune. Peuvent-ils être utilisés autrement ? C'est possible ; mais les indications n'en ont pas encore été formulées.

C. *Bains faradiques.* — 1. *Procédé usuel.* Le patient, suspendu dans une baignoire métallique, tient dans ses mains un excitateur ; l'autre réophore aboutit à la baignoire.

2. *Procédé de Moretin.* Le patient étant immergé dans une baignoire non conductrice, les réophores d'un puissant appareil d'induction viennent plonger dans le liquide du bain, l'un en regard des pieds, l'autre derrière la nuque, mais sans les toucher.

Ce procédé est inférieur au procédé usuel. De Séré et Potain l'ont amendé en greffant sur un des réophores une bifurcation aboutissant à un excitateur de charbon maintenu sur l'eau par un flotteur de liège, et permettant d'agir plus spécialement sur une région déterminée : ordinairement sur l'épigastre.

3. *Procédé de l'auteur.* Le patient est suspendu, sans la toucher, dans une baignoire métallique en communication avec le réophore positif d'un appareil d'induction. Le réophore négatif aboutit à une olive engagée dans le rectum. Séances de 5 minutes, pouvant se répéter après 5 minutes de repos. Dans l'asthénie des convalescences de maladies aiguës, dans le rhumatisme chronique, dans le traitement de l'obésité et dans la plupart des dyspepsies.

BATTEMENTS NERVEUX ARTÉRIELS. Voltaïsation continue polaire positive. Courant d'intensité moyenne ; séances longues, de 5 à 20 minutes si le circuit n'est pas fermé dans le voisinage de la tête.

BÉGAYEMENT. Ne rien tenter localement contre le bégayement d'origine cérébrale.

Le mécanisme des bégayements spinaux n'est pas assez connu pour fournir des indications précises. L'électrisation y aura sans doute un jour un rôle à jouer.

BILIAIRES (Calculs). Je pense que, dans certains cas graves de lithiase biliaire, il y aura lieu de poser la question de l'établissement d'une fistule biliaire permanente, et d'ouvrir la vésicule par la cautérisation tubulaire. V. *Cautérisation.*

Dans les cas moins graves, on procure aux malades un soulagement très marqué par la faradisation de la région hépatique, ou, mieux encore, par la voltaïsation polaire positive, le circuit étant fermé dans la main, ou au cou, au niveau du passage du pneumogastrique droit. V. *Pneumogastrique.*

BLÉPHAROPTOSE, cérébrale ou spinale. V. *Paralysies.* Contre la blépharoptose cérébrale, ne pas essayer l'excitation musculaire, ou du moins attendre que la lésion centrale soit réparée ou en voie de réparation.

La blépharoptose spinale, souvent sans gravité, pourra se trouver bien de la faradisation humide. Excitateur négatif olivaire placé vers la partie interne de la dépression orbitaire de la paupière supérieure, l'excitateur positif fermant le circuit sur la nuque ou dans la main. Bobine à gros fil ; séances de 1 ou 2 minutes, avec des temps de repos.

Il sera mieux encore d'agir avec les deux excitateurs dans la dépression orbito-palpébrale.

BLÉPHAROSPASME. Voltaïsation continue polaire positive du pourtour du globe oculaire. Fermer le circuit dans la main. Séances de 3 à 5 minutes. Éviter la production des phosphènes en faisant usage de couples de peu de force électromotrice et d'un collecteur de Gaiffe.

BOURDONNEMENTS D'OREILLE. Voltaïsation continue polaire positive par excitateur engagé dans le conduit auditif ; circuit fermé dans la main du même côté ; séances dont la durée reste à déterminer suivant les cas, et devra être en raison inverse de l'intensité des courants employés.

BRONCHITE CHRONIQUE. La faradisation cutanée révulsive des parois thoraciques y sera souvent utile.

Faradisation humide des parois thoraciques (Bastings). Un excitateur ordinaire à bouton étant promené le long du rachis, l'autre, à rouleau de charbon, sera promené le long des espaces intercostaux.

BUBON. Ouverture par la cautérisation tubulaire négative. V. *Cautérisation. Acupuncture.*

CALS DOULOUREUX. Faradisation humide de la région qu'ils occupent par excitateurs comprenant le cal entre eux. Séances de 5 à 10 minutes par courants de la bobine à gros fil.

— MOUS. La consolidation peut être obtenue par la faradisation, en employant comme excitateurs deux aiguilles implantées dans le cal (de Saint-Germain). Bobine à gros fil ; courants de quantité moyenne ; séance de 5 à 10 minutes. Est-il nécessaire de faire la faradisation par acupuncture ?

CANCER. Certains auteurs ont émis la prétention de résoudre ou de détruire, au moyen de l'électricité, diverses tumeurs de la liste desquelles ils n'ont pas éliminé le cancer. Rien jusqu'ici ne légitime cet espoir.

Quelque ingrate que paraisse la poursuite de la guérison du cancer, on ne peut cependant, on ne doit pas y renoncer. Pour celles au moins de ces tumeurs qui sont accessibles, les caustiques semblent devoir être préférés à l'opération sanglante le jour où on les maniera avec la même facilité que le bistouri ; or la chimicaustie voltaïque nous permet maintenant de le faire. Voici comment je comprendrais l'opération :

La tumeur serait attaquée dans sa profondeur avec des aiguilles *négatives*, — aiguilles isolées jusque vers leur pointe comme dans la cautérisation sous-cutanée de J. Guérin, ou libres dans toute leur étendue, comme les flèches de Maisonneuve ; — le choix entre elles serait décidé par le souci d'essayer de conserver la peau plus ou moins intacte, ou par l'inutilité de cette tentative. Les aiguilles en place, je les relierais extérieurement par un gâteau d'argile destiné à fermer largement le circuit et favoriser le mouvement osmotique qu'on sait avoir lieu de l'électrode positive vers l'électrode négative.

Fermeture *positive* du circuit loin de la tumeur et par la plus grande surface possible : par un bain salé, par exemple.

Pour le courant, je ne sais encore auquel je donnerais la préférence d'un courant de 15 à 20 milliampères agissant pendant 2 ou 3 heures, ou d'un courant de très grande intensité, de 100 m.a., appliqué pendant une demi-heure ou moins.

La cautérisation *galvanique* (V. *Chimicaustie*) pourrait encore être essayée. Même dispositif que ci-dessus du côté de la tumeur, avec des aiguilles de platine ; large plaque de zinc appliquée, avec interposition d'agaric mouillé d'eau salée, sur une région indifférente. L'application devrait être permanente, avec la précaution de maintenir humides le gâteau de terre glaise et la couche d'agaric placée entre le zinc et la peau.

CATALEPSIE. Contre le coma cataleptique : voltaïsation sacro-postcervicale. Séances de 10 à 15 minutes par courants de 5 m.a. environ.

CATARACTE. Voltaïsation continue polaire négative du globe oculaire ; circuit fermé dans la main du même côté. Séances quotidiennes de 3 minutes ; courants de quantité moyenne. J'ai obtenu des résultats très satisfaisants dans une cataracte spontanée, nuls dans une cataracte traumatique.

CATARRHE. La faradisation révulsive et la faradisation dérivative peuvent servir, dans quelques cas, à y remplir des indications. V. *Dérivation* et *Révulsion*.

CAUTÉRISATION **en général**. V. *Chimicaustie* et *Thermocaustie*.

— **circulaire**. V. *Écrasement*.

— **tubulaire** (Tripier). Cautérisation potentielle par électrode pénétrante, destinée à ouvrir d'une façon plus ou moins durable des collections morbides situées plus ou moins profondément. Elle s'effectue avec une tige implantée dans les tissus ou introduite par la canule d'un trocart dans leur profondeur. Alors qu'il importe de conserver, au moins pendant quelque temps, une libre communication des cavités morbides avec l'extérieur, cette électrode sera choisie d'un calibre approprié. On la substituera au trocart après que celui-ci aura ouvert la voie : et elle servira d'électrode si l'on retire la canule, ou mieux de bouchon à la canule si celle-ci est conservée comme électrode. Ce n'est que 8 ou 10 jours après, quand l'eschare se détache, qu'on place, s'il y a lieu, le tube de caoutchouc destiné à tuber le puits foré et à maintenir la communication des cavités morbides avec l'extérieur, si celle-ci doit être longtemps conservée.

Dans les cas où le maintien de cette communication n'est pas jugé nécessaire, où l'on ne demande à la cautérisation qu'un moyen d'ouvrir avec sécurité certaines collections délicates, on peut se contenter comme électrode d'une aiguille. V. *Chimicaustie, Acupuncture, Abcès, Kystes, Ovariostomie, Thoracentèse.*

— sous-cutanée (J. Guérin). En vue de modifier la vitalité de certains tissus, notamment du tissu osseux épiphysaire, on y implante des aiguilles dont l'extrémité seule reste métallique, la tige étant recouverte d'un enduit isolant. Après la cautérisation voltaïque, le trajet des aiguilles se ferme immédiatement.

Ce procédé devra être appliqué à la destruction sur place de certaines tumeurs solides.

CÉCITÉ. V. *Amaurose.*

CÉPHALALGIE. Dans la *céphalalgie congestive* (insolation, fatigue oculaire, etc.), faradisation humide par excitateurs placés sur les globes oculaires ou sur les tempes ; gros fil ; énergie médiocre ; séances de 3 à 5 minutes.

Dans la *céphalalgie rhumatismale* : comme ci-dessus, avec une bobine à fil plus fin. Quand l'affection est chronique : révulsions bregmatiques par faradisation sèche ; courants de haute tension.

Dans l'*hémicranie dyspeptique*, voltaïsation continue ascendante du pneumogastrique droit. V. *Pneumogastrique.* Séances de 3 minutes par courants de quantité moyenne.

Dans la *migraine goutteuse*, voltaïsation continue polaire : large tampon, ordinairement positif, sur la région frontale ; circuit fermé dans la main. Séances de 3 à 5 minutes par courants de quantité moyenne.

CERVEAU. Contre les états congestifs du cerveau, j'emploie la voltaïsation continue ascendante de la région rachidienne.

Séances de 3 minutes ; courants de quantité moyenne. Moyen à expérimenter longuement et dans des cas variés avant de prendre à son endroit des conclusions définitives.

CHALAZION. Chimicaustie négative. Circuit fermé dans la main.

CHIMICAUSTIE. Lorsqu'un corps imparfaitement conducteur, se trouvant d'ailleurs dans des conditions de cohésion qui facilitent sa décomposition, est placé dans le circuit d'une pile d'un pouvoir électromoteur sufisant, ce corps est décomposé : l'acide se porte sur l'électrode positive, l'alcali sur l'électrode négative. Lorsqu'ils ne peuvent attaquer les électrodes, et que le corps interposé est de la matière organique, les acides et les alcalis naissants agissent sur les tissus à la manière des caustiques potentiels, déterminant l'apparition d'une eschare exactement limitée au niveau des points de contact des électrodes. On a donc là un moyen d'effectuer, partout où peut pénétrer le stylet le plus fin, des cautérisations semblables à celles déterminées par l'action des acides ou des alcalis, cautérisations dont l'activité se règle facilement en dotant le courant dont on fait usage des qualités voulues de quantité et de tension. (Ciniselli)

Employer un courant d'intensité calculée sur la somme de travail chimique qu'on désire obtenir dans un temps donné, somme qui variera nécessairement suivant la rapidité que l'on veut donner à l'opération et la susceptibilité de la région sur laquelle on opère.

Chercher l'intensité voulue dans la diminution des résistances, c'est-à-dire éviter l'introduction dans le circuit de résistances inertes inutiles, et employer autant que possible des piles à grande surface, afin d'éviter l'excès de tension du courant (Tripier).

Les cautérisations acides ou positives donnant des cicatrices dures et rétractiles, tandis que les cautérisations alcalines ou négatives donnent des cicatrices molles et peu ou pas rétractiles, ces dernières sont préférables dans l'immense majorité des cas (Tripier).

L'une des électrodes étant employée à cautériser, l'autre ne sert généralement qu'à fermer le circuit. Cette dernière aboutira à une large surface conductrice, d'étain ou de charbon, séparée de la surface cutanée par une ou plusieurs couches d'agaric humide, ou à un gâteau d'argile humide.

La chimicaustie est voltaïque ou galvanique.

Elle est *voltaïque* quand le patient, sur lequel convergent les électrodes d'un électromoteur voltaïque qui lui est extérieur, est ainsi intercalé dans l'arc extérieur du circuit de ce moteur; c'est d'elle qu'il vient d'être question.

La chimicautie est *galvanique* quand le patient représente l'un des éléments, l'élément liquide et comburant, d'un couple unique qu'on installe sur un point indifférent de son corps, l'excitateur caustique (plaque, olive, ou stylet) fermant le circuit extérieur sur la partie malade. La cautérisation est ainsi alcaline.

On peut faire de la chimicaustie galvanique acide en établissant le couple sur le point malade avec un excitateur de zinc, et fermant le circuit sur un point indifférent avec une plaque inoxydable (métal, charbon) ou avec un gâteau de terre glaise.

CHIRURGICALES (Applications). A. Physiques. *Favoriser la pénétration des médicaments dans l'organisme.* On a prétendu aider considérablement, par la galvanisation, par la voltaïsation continue, et même par l'électrisation statique et la faradisation, la pénétration des médicaments dans l'organisme par voie d'absorption cutanée. Les expériences essayées n'ont donné que des résultats négatifs ou pouvant s'expliquer par l'absorption pure et simple. La question a, du reste, été abandonnée le jour où les injections hypodermiques sont devenues à la mode. Si les faits annoncés d'absorption favorisée par les courants électriques avaient été effectivement observés, c'eût été, au contraire, le moment d'en reprendre l'étude. V. *Hypodermique (Médication)*.

Extraction des métaux, notamment du plomb et du mercure. Prétention illusoire. V. *Bain voltaïque*.

Thermocaustie voltaïque. V. ce mot et *Galvanocaustique*.

B. Chimiques. *Dissolution des calculs urinaires.* Rationnelle en théorie, n'a pu encore être tentée dans des conditions pratiques.

Coagulation du sang dans les tumeurs anévrismales. V. Anévrismes, Varices.

Chimicaustie voltaïque. V. ce mot et *Galvanocaustique*.

Dissolution des tumeurs albumineuses solides. V. *Cornée* (Taches de la), — *Cataracte,* — *Corps vitré* (Opacités du), — *Résolution électrique.*

CHLOROSE. La faradisation lombo-suspubienne, ou, lorsqu'il existe une double indication, la faradisation utérine —V. *Utérus* — donne, dans la chlorose, des résultats aussi nets et plus prompts que l'administration des ferrugineux (Tripier). Séances quotidiennes de 10 minutes, bientôt réduites à 5.

CHOLÉRA. A la période algide, enveloppement du malade dans une couverture trempée d'une forte solution de sel commun et d'ammoniaque. Un excitateur lui étant donné à tenir dans une main laissée hors de la couverture, l'autre est promené sur les parties du corps que l'on veut exciter. Courants faradiques intenses. Séance intermittente. Laisser le malade dans le maillot jusqu'à production de la réaction (Burggraeve).

Contre les crampes, applications métalliques en ceinture au niveau de l'épigastre et autour des mollets (Burq), V. *Métallothérapie.* Contre les vomissements, voltaïsation ascendante du pneumogastrique droit (Tripier), V. *Pneumogastrique.*

A la période de réaction, faradisation humide de l'abdomen par excitateurs appuyés sur chacune des fosses iliaques, ou par excitateur olivaire dans le rectum et large excitateur sur l'abdomen.

J'avais conseillé d'abord, pour le rectum, l'olive négative, me fondant sur la plus grande somme d'excitation au niveau de ce pôle et sur la faible sensibilité du rectum ; je ne serais pas éloigné aujourd'hui d'adopter l'orientation inverse. Séances de 3 à 10 minutes, une ou deux fois par jour. V. *Dérivation.*

CHORÉE. Voltaïsation continue ascendante de la région rachidienne. Séances de 3 minutes, avec courants de quantité moyenne ; de 5 à 15, avec courants faibles. Chez les jeunes filles aménorrhéiques, j'y joins la faradisation lombo-suspubienne.

Faradisation cutané révulsives des articulations (Briquet).

CHUTE DU RECTUM. Faradisation par excitateur rectal négatif, avec circuit fermé par excitateur positif humide sur la marge de l'anus, ou faradisation par mon excitateur rectal double annulaire. Séances quotidiennes de 3 minutes; courants de basse tension amenés à une aussi forte intensité que possible.

La voltaïsation discontinue, pratiquée dans les mêmes conditions, serait aussi efficace.

CICATRICES. Contre les douleurs des cicatrices, essayer de la faradisation révulsive, V. *Révulsion*. Il peut être avantageux de la faire précéder d'une séance de faradisation humide.

Contre la rétraction des cicatrices, je me suis bien trouvé de la voltaïsation continue polaire négative. Séances quotidiennes de 15 minutes, par courants de 5 à 8 m.a. J'ai obtenu ainsi en six mois le retour d'une parfaite mobilité de la tête dans un cas de brûlure du cou qui remontait à un an; la guérison persiste intacte après deux ans.

Dans quelques cas, on pourra songer à détruire le tissu cicatriciel par la chimicaustie négative, en vue de substituer une cicatrice molle à une cicatrice dure. Cette dernière indication pourra conduire à intervenir dans certains cas d'adhérences vicieuses.

CIRCONCISION. Exécutée avec l'anse thermocaustique (A. Amussat).

CLIGNOTEMENT. V. *Blépharospasme*.

CŒUR. *Endocardite chronique.* Voltaïsation continue polaire positive : excitateur positif appliqué sur la région du cœur; circuit fermé dans la main gauche; séances de 3 à 5 minutes, fréquemment répétées.

Palpitations des lésions valvulaires. Même application cardiaque; circuit fermé au cou, au niveau du passage du pneumogastrique gauche; séances irrégulières, lors des accidents.

COLIQUES flatulentes et dyspeptiques. Faradisation abdominale humide. Excitateurs appliqués sur les fosses iliaques. Séances fréquentes de 3 à 5 minutes. V. *Dyspepsies.*

— **nerveuses.** (*Entéralgie*). Faradisation cutanée révulsive de la paroi abdominale (Duchenne, Briquet). Séances quotidiennes longtemps continuées.

— **saturnines.** Même traitement que les précédentes. La faradisation abdominale humide précédant les séances de révulsion est souvent indiquée dans les cas anciens.

— **néphrétiques**. Voltaïsation continue lombo-postcervicale. Séances de 3 minutes; courants de quantité moyenne. Soulagement de durée variable.

Lorsque s'annonce une crise, on se trouvera bien d'une séance de faradisation humide de dix minutes; un tampon au niveau du rein engagé, l'autre sur la région hypogastrique du même côté. La durée de la crise peut être ainsi très abrégée. Vers la fin de la crise, la même application durant 3 à 5 minutes fera quelquefois cesser complètement la douleur. Je ne suis pas encore fixé sur l'utilité qu'il pourrait y avoir de répéter cette application au cours d'une crise dont, malgré la première faradisation, la durée resterait longue. Compatible avec l'usage d'une potion chloralée, ce traitement serait inutile après l'ingestion d'une préparation opiacée.

— **hépatiques**. Voltaïsation continueh épato-précervicale droite. Soulagement de durée variable.

La faradisation peut, ici encore, intervenir utilement dans les mêmes conditions que pour les coliques néphrétiques : un tampon appliqué au niveau de la vésicule biliaire, l'autre sur la région post-thoracique droite.

— **d'estomac**. Voltaïsation continue épigastro-postcervicale ou épigastro-précervicale droite.

Applications métalliques.

CONDUCTIBILITÉ. La connaissance de la conductibilité de l'organisme est un guide utile dans l'emploi des machines d'un faible pouvoir électromoteur, c'est-à-dire des piles. Je dois toutefois insister sur le mal fondé des prétentions à l'exactitude thérapeutique qu'on baserait sur les recherches dont cette détermination a été jusqu'ici l'objet. Outre que les épreuves ont porté généralement sur des diamètres dont la pratique n'a que faire, il faut être prévenu que la résistance des divers diamètres peut, chez un même sujet, varier du simple au double, suivant l'état de sécheresse ou d'humidité de la peau, suivant l'état d'activité ou de repos, suivant l'orientation du vent, etc.; que, d'un sujet à l'autre, elle offre les écarts les plus considérables en rapport avec l'état constitutionnel.

Le principal intérêt de ces recherches, lorsqu'elles auront porté sur les diamètres pratiques et été poursuivies dans des conditions bien déterminées, sera, je crois, moins de fournir des données préalables que l'usage des galvanomètres rend inutiles, que de conduire à noter les relations entre la conductibilté et les états généraux, diathésiques ou autres, et à faire contribuer les écarts observés dans les résistances au diagnostic de ces états.

CONGESTION. État d'une région dans laquelle l'afflux artériel devenant excessif, ou même restant normal, le départ veineux est empêché.

Récente, et survenue dans des conditions qui éloignent la crainte de complications inflammatoires : Faradisation humide de la région par courants de faible tension et de quantité croissante. Séances de 5 à 10 minutes.

Si la région ne se prête pas ou se prête difficilement à la faradisation directe, si, par exemple, il s'agit de congestion pulmonaire, hépatique, cardiaque, oculaire, la combattre par *révulsion* ou mieux par *dérivation*. V. ces mots.

CONJONCTIVITE. Voltaïsation continue polaire positive; circuit fermé dans la main, ou sur la nuque; séances de 5 à 10 minutes par courants faibles.

Électrisation statique par double pointe, oculo-postcervicale (Mauduyt).

CONSTIPATION des gens échauffés, celle à laquelle on oppose les lavements et les purgatifs salins : Voltaïsation continue lombo-postcervicale; courants faibles; séances longues, de 15 à 30 minutes.

— **atonique**, par inertie intestinale. Faradisation abdomino-rectale quotidienne ; séances de 3 à 5 minutes; gros fil.

Voltaïsation continue recto-épigastrique (V. *Rectum*). Séances quotidiennes de 5 minutes; courants d'intensité moyenne.

Bains faradiques de l'auteur.

CONTRACTURE. Voltaïsation continue des muscles contracturés, polaire positive, ou longitudinale centripète. Séances de 3 à 5 minutes: courants de quantité moyenne.

Dans les contractures hystériques des membres, on a conseillé des applications magnétiques, non sur le membre malade pour faire cesser la contracture, mais sur le membre sain pour le contracturer, ce qui guérirait le membre malade (Vigouroux). Très intéressant; est-ce pratique?

La guérison des contractures consécutives aux hémiplégies faciales, que celles-ci soient spontanées ou résultent d'un traitement excessif de la paralysie, demande un temps extrêmement long.

CONTRACTURE ARTHRITIQUE PRIMITIVE (Tripier). *Goutte asthénique primitive* de Landré-Beauvais. Des résultats assez satisfaisants, quoique très incomplets, m'ont été fournis par la faradisation humide transversale des articulations prises — séances de 5 minutes, gros fil, — suivie de séances de 15 minutes de voltaïsation continue longitudinale ascendante des muscles extenseurs.

CONTUSION. Contre la contusion récente, faradisation humide de la région qui en est le siège. Séances de 5 à 10 minutes; gros fil.

Ce traitement est immédiatement efficace s'il peut être appliqué aussitôt après l'accident. Une séance suffit souvent, dans ces conditions, pour dissiper les effets d'une contusion sérieuse, musculaire ou articulaire.

Lorsqu'on s'éloigne du moment de l'accident non traité, il faut faire la part des éventualités inflammatoires et s'abstenir tant qu'on peut redouter l'apparition d'une phlegmasie aiguë. Cette crainte écartée, — et elle l'est souvent déjà au bout de 2 ou 3 jours, — appliquer le même traitement. Séances quotidiennes. Le traitement est alors d'autant plus long qu'il a été commencé à une époque plus éloignée de l'accident. V. *Entorse.*

Dans aucun de ces deux cas le repos n'est nécessaire.

CONVULSIONS. ATAXIES. Mouvements désordonnés ou irrésistibles. Je les considère comme le plus souvent symptomatiques d'affections centrales de l'ordre des paralysies cérébrales, et leur oppose assez généralement la voltaïsation continue centripète des centres nerveux, le bulbe étant considéré comme le centre commun.

Cette vue laisse réservé le mécanisme d'un certain nombre de phénomènes convulsifs d'origine réflexe ou toxique.

COQUELUCHE. Voltaïsation continue épigastro-précervicale droite ou épigastro-postcervicale. Courants de quantité moyenne; séances de 3 minutes deux fois par jour, après les repas.

COR. Destruction par la chimicaustie négative. Circuit fermé sous la plante du pied. Opération plus douloureuse que l'emploi direct des caustiques potentiels.

CORNÉE (**Taies de la**). Voltaïsation polaire négative du globe de l'œil; circuit fermé dans la main du côté correspondant. Séances quotidiennes de 3 minutes, courants de quantité moyenne.

CORPS VITRÉ (**Opacités du**). Voltaïsation continue polaire négative; circuit fermé dans la main. Séances de 3 à 5 minutes; courants moyens.

Voltaïsation continue, de 5 à 10 minutes. Tampon positif sur la paupière fermée, négatif derrière l'oreille ou à la nuque (Onimus. Giraud-Teulon).

Voltaïsation continue par courants très faibles dirigés d'une tempe à l'autre; applications permanentes (Le Fort).

CORYZA. Voltaïsation continue polaire positive de la racine du nez; circuit fermé dans une main. Intensité faible; applications un peu longues, de 10 à 15 minutes.

COU (**Abcès froids du**). Ouverture par la cautérisation tubulaire négative. V. *Cautérisation* et *Acupuncture.*

— (**Kystes séro-sanguins du**) Idem. V. *Hydrocèle.* V. *Trachéotomie.*

COUP DE FOUET (**Diastasis**). La distension musculaire n'irait qu'exceptionnellement jusqu'à la rupture, mais suffirait pour faire sortir de sa gaine la substance contractile que des contractions artificielles y feraient rentrer. D'où l'indication de la faradisation longitudinale de tout le muscle; séance un peu longue (Lardier).

COUPEROSE. V. *Peau.*

Dans les cas où la turgescence des pustules variqueuses de la couperose serait trop difforme, au nez notamment, on peut, par la voltapuncture positive, y créer un nombre plus ou moins grand de petits îlots cicatriciels blancs et fermes, et remédier en partie, par cette sorte de tatouage, à des accidents qui arrivent quelquefois à constituer de véritables difformités (Bonnières).

COURBATURE. Quand la courbature est apyrétique, on la fait cesser par la voltaïsation continue rachidienne ascendante, ou par un procédé quelconque de faradisation généralisée. V. *Bains électriques.*

COXALGIE. Dans la coxalgie proprement dite, les douleurs locales peuvent être quelquefois soulagées par la voltaïsation continue polaire positive de l'articulation malade. Ne pas fermer le circuit sur la partie inférieure du membre, mais sur le rachis dorsal ou cervical, ou dans une main.

Dans l'hydarthrose coxo-fémorale, qui représente une coxalgie rhumatismale souvent confondue avec la coxalgie vraie, la révulsion par faradisation cutanée de la région articulaire peut donner une guérison rapide.

CRAMPES. Applications métalliques embrassant la région qui en est le siège (Burq). V. *Métallothérapie.*

CRAMPE DES ÉCRIVAINS. Voltaïsation continue centripète du membre qui en est le siège. Au membre supérieur, excitateur positif appliqué sur la face dorsale du poignet, ou mieux, un peu plus haut, au bas de la partie charnue des muscles extenseurs; excitateur négatif à la nuque ou dans le creux sus-claviculaire. Séances quotidiennes de 3 à 5 minutes. Amélioration constante; guérisons complètes rares. Traitement long; rechutes faciles (Tripier).

La crampe des écrivains serait due à la contracture du fléchisseur superficiel et d'une partie des fléchisseurs profonds trop exclusivement exercés. D'où l'indication de la faradisation prolongée des autres masses musculaires de l'avant-bras (Bonnejoy).

CRÉTINISME. Tous les procédés d'électrisation généralisée ont été vantés comme capables, sinon de remédier au crétinisme, du moins de favoriser le développement intellectuel des sujets peu avancés. Donner la préférence au bain électro-statique avec décharges par aigrettes au niveau de la nuque. Séances de 5 à 15 minutes. V. *Mentales (Maladies).*

Voltaïsation continue ascendante de la région rachidienne.

CRITIQUE (Accidents de l'âge). V. *Age.*

CROUP. V. *Diphthérie.*

CYANOSE cardiaque. Faradisation généralisée par un procédé analogue à celui de Dropsy; séances de 10 minutes. V. *Electrisation généralisée.*

Voltaïsation continue cardio-précervicale du pneumogastrique gauche.

— **pulmonaire**. V. *Asphyxie.*

CYSTITE aiguë. Voltaïsation continue polaire positive. Excitateur positif appliqué au-dessus du pubis ou au périnée; excitateur négatif au pied, ou dans la main, ou à la face interne d'une cuisse. Séances de 5 à 10 minutes.

— **chronique**. Faradisation vésicale. Excitateur négatif dans la vessie ou sur le pubis; excitateur positif au périnée. Séance de trois minutes. Gros fil (Pétrequin, Michon).

CYSTOCÈLE. Combattre l'abaissement de l'utérus. V. *Utérus.*

Faradisation vaginale par spéculum plein négatif; circuit fermé au-dessus du pubis. Séances de 3 minutes; gros fil.

Traitement très long; soulagement; résultats incomplets.

DACRYOCYSTITE. V. *Lacrymale (Tumeur).*

DANSE DE SAINT-GUY. V. *Chorée.*

DARTRES, V. *Peau.*

DÉBILITÉ. Faradisation généralisée. V. *Bains électriques.*

Voltaïsation continue ascendante de la région rachidienne.

DÉLIRE. V. *Mentales (Maladies).*

DELIRIUM TREMENS. Voltaïsation continue. Excitateur positif sur le sacrum; excitateur négatif à la nuque. Séances de 3 à 5 minutes par courants de quantité moyenne; de 15 à 30 minutes par courants peu intenses.

DÉMENCE. V. *Mentales (Maladies).*

DENTS. Les douleurs de la carie et celles de la contusion périostique consécutive à l'avulsion, sont calmées, quelquefois pour un temps assez long, par la voltaïsation polaire positive, pratiquée en appuyant l'excitateur positif sur la peau, au niveau de la partie malade, et fermant le circuit dans la main du même côté. Séances de 5 minutes.

Le même procédé est applicable aux douleurs de la périostite alvéolo-dentaire.

Les fistules dentaires seront traitées par la chimicaustie positive quand on voudra les oblitérer; par la négative, quand on cherchera à les entretenir.

Le tissu dentaire étant relativement sec et bon conducteur, j'ai songé, en vue des cas où il est désirable de faire passer une dent à l'état de corps étranger libre ou à peu près, à employer cette dent elle-même comme électrode caustique négative pour détruire ses adhérences alvéolaires. Une pince serre-fine engainée dans un tube de caoutchouc mince embrasse la couronne de la dent et établit la communication avec le réophore négatif; circuit fermé dans la main. Le courant devrait avoir une intensité supérieure à 15 m. a. et devrait agir longtemps; aussi cette opération, — que je n'ai pas eu encore l'occasion d'essayer, — devrait-elle être faite le sujet étant couché (V. *Syncope*).

Pour la suppression de la douleur dans les opérations d'avulsion, V. *Anesthésie chirurgicale*.

DÉRIVATION. Lorsqu'il est indiqué d'écarter le sang d'un organe qui devient le siège d'une congestion accidentelle, employer la faradisation humide à produire une hyperémie passagère dans une région éloignée. Le même procédé devra être employé dans le cas de congestions viscérales chroniques. Les séances, peu nombreuses dans le premier cas, doivent être ici longtemps répétées.

Courants de faible tension; séances de 10 minutes, pouvant être répétées deux fois dans la journée.

La faradisation lombo-suspubienne permet d'hyperémier ainsi les organes contenus dans le bassin, et rend les plus grands services dans certains cas de congestions oculaires ou pulmonaires, notamment chez les femmes en travail de ménopause. V. *Utérus* et *Age critique*.

DERMALGIE. S'il existe en même temps de l'analgésie, faradisation cutanée; bobine à fil fin; courants intenses; séances de 1 à 2 minutes.

S'il n'existe pas d'analgésie, voltaïsation continue polaire positive ou électrisation par aigrettes ou par souffle.

DIABÈTE. La voltaïsation continue rachidienne ascendante m'a paru exercer souvent une heureuse influence sur l'état général. Séances quotidiennes de 3 à 5 minutes; courants de quantité moyenne.

DIAPHORÉTIQUE (médication). V. *Sudorifique.*

DIARRHÉE accidentelle. Faradisation humide abdomino-rectale. Séance de 3 à 5 minutes. Gros fil.

— **chronique.** Faradisation humide comme ci-dessus contre les crises. Faradisation cutanée révulsive quotidienne de la paroi abdominale contre la situation permanente.

DIASTASIS articulaire. Faradisation humide de l'articulation par courants de basse tension et d'intensité aussi rapidement croissante que possible. Excitateurs embrassant largement l'articulation. Séances quotidiennes longtemps continuées.

— **musculaire.** V. *Coup de fouet.*

DILATATION. V. *Estomac.*

DIPHTHÉRIE. On sait le peu de résultats des tentatives dans lesquelles on a essayé, sur place ou dans des éprouvettes, de détruire chimiquement les productions diphthéritiques. Je me suis posé la question autrement. Au lieu de s'en prendre aux fausses membranes, ne vaudrait-il pas mieux agir sur le terrain où elles se développent? rendre, d'une façon transitoire ou permanente, ce terrain acide ou alcalin... et voir? — Pour cela, j'ai fait faire un excitateur précervical de charbon, en forme de large croissant; le circuit serait fermé dans la main ou sur le devant de la poitrine, ou sur la nuque. La fixation de la durée des applications voltaïques serait subordonnée aux résultats comparatifs des épreuves à tenter; l'intensité des courants serait en raison inverse de la durée adoptée pour leur action.

DOULEUR. Une douleur de siège déterminé étant donnée, elle peut être, suivant la localisation de la lésion qui la détermine, directe, réflexe ou centrique.

Douleurs centriques. Il est rare que les douleurs centriques par lésion intra-rachidienne ne soient pas soulagées, au moins momentanément, par la faradisation révulsive de la région vertébrale. La voltaïsation continue ascendante de cette région y est encore souvent utile, notamment dans l'ataxie locomotrice. V. ce mot.

Contre les douleurs centriques d'origine encéphalique, on a essayé, avec des résultats divers, la voltaïsation continue polaire positive de divers points du crâne et de la face; des applications magnétiques et métalliques. V. ces mots.

Douleurs directes. Dans les algies réflexes, la détermination du siège de la lésion-cause est souvent difficile. Les indications thérapeutiques sont subordonnées à la notion de ce siège et de la nature de la lésion. Le traitement du symptôme *loco dolenti* n'y donne qu'exceptionnellement un soulagement de courte durée.

Douleurs réflexes. Dans les algies directes, les indications thérapeutiques sont fournies surtout par la nature de la lésion initiale. Celle-ci, intéressant le tissu nerveux, sera d'origine circulatoire ou exsudative, simple ou diathésique; extérieure au tissu nerveux, elle agira sur lui par compression ou tiraillement, c'est-à-dire traumatiquement; ou chimiquement, dans les empoisonnements organiques ou minéraux.

Avant d'arrêter un traitement, il importe de tenir compte de ces causes et aussi des complications d'où peuvent naître des contre-indications. Ces réserves posées, les succès communs de la *révulsion*, de la *faradisation pénétrante*, de l'*électrisation par aigrettes* et de la *voltaïsation polaire* ou *longitudinale*, ordinairement positive ou centripète, quelquefois négative ou centrifuge, des *applications métalliques* ou *magnétiques*, nous montrent qu'il est peu de douleurs qui ne puissent être guéries ou au moins très atténuées par quelqu'un des procédés de l'électrisation.

Le tissu nerveux est directement intéressé dans les douleurs traumatiques et *a frigore*. On s'y trouve bien de la faradisation humide ou de la faradisation sèche cutanée, suivant que les douleurs sont d'origine récente ou ancienne, suivant aussi qu'elles sont profondes ou superficielles. La voltaïsation continue centripète y est encore indiquée, surtout dans les algies *a frigore*, lorsque la douleur occupe une certaine étendue des membres. On échouera généralement contre les douleurs imputables à des exsudats diathésiques des névrilèmes, contre les douleurs herpétiques notamment. On sera plus heureux contre les douleurs arthritiques : faradisation humide ; séances de 5 minutes ; traitement souvent long.

Les traumatismes déterminent quelquefois la compression ou le tiraillement des nerfs sans les affecter directement, mais en amenant le gonflement des tissus environnants ; la faradisation humide pratiquée comme ci-dessus a promptement raison des douleurs qui en sont la conséquence. Elle réussit moins si elle n'a pas raison en même temps de l'engorgement, ou s'il existe un début de processus inflammatoire. Dans ce dernier cas, on a recommandé la voltaïsation continue, polaire positive. Si la compression du nerf est exercée par une tumeur voisine, aucun procédé ne réussira.

Les applications métalliques réussissent le mieux contre les douleurs qui accompagnent les crampes du choléra ; aucun procédé n'a raison de celles qui, d'origine paludéenne ou tellurique, cèdent aux préparations de quinine ou à l'usage de l'arsenic ; la faradisation cutanée révulsive de la paroi abdominale se montre très efficace contre les coliques saturnines ; la faradisation abdominale humide par les fosses iliaques y est encore souvent utile. Enfin il y a lieu de reprendre, au point de vue de ce symptôme, les essais de galvanisation proprement dite. V. *Procédés opératoires,* p. 22.

DYSMÉNORRHÉE. Faradisation utérine, en adoptant le procédé que pourra désigner une double indication. V. *Utérus.*

Chez les filles vierges, faradisation lombo-suspubienne. Séances de 5 à 10 minutes ; courants médiocrement intenses ; bobine à gros fil.

DYSPEPSIES **gastriques**. Voltaïsation continue ascendante du pneumogastrique droit. Excitateur positif à l'épigastre ; négatif, au niveau du passage du nerf en avant du cou, entre les attaches inférieures du sterno-mastoïdien, ou à la nuque. Séances de 3 minutes par courants de 8 à 15 m.a. ; de 10 à 15 minutes par courants de moins de 5 m.a.

Applications métalliques en ceinture au niveau de l'épigastre ; quelquefois mal supportées.

Faradisation révulsive épigastrique. V. *Révulsion.*

Bain électro-statique, avec décharge par aigrettes épigastriques.

Bain électrique de De Seré avec dérivation au niveau de l'épigastre. V. *Bains électriques.*

— **Intestinales**. Faradisation humide par les fosses iliaques, ou abdomino-rectale.

Bain électrique de l'auteur.

Faradisation révulsive de la surface abdominale.

Voltaïsation abdomino-postcervicale.

Voltaïsation recto-épigastrique, ou recto-postcervicale.

Bain-électrique de De Seré avec dérivation abdominale.

DYSPHAGIE. Voltaïsation continue épigastro-postcervicale. Excitateur positif à l'épigastre ; négatif à la nuque. Séances de 3 minutes ; courants de 5 à 10 m.a.

Faradisation révulsive cervico-dorsale.

Applications métalliques en collier.

DYSPNÉE. V. *Asphyxie.*

DYSTOCIES. V. *Accouchement, Eclampsie, Métrorrhagie, Hernies, Enclavement.*

DYSURIE. Voltaïsation polaire positive du périnée, de la région suspubienne, de la verge ; circuit fermé dans un bain de pied, ou dans la main, ou sur l'abdomen.

On échouera dans les cas de causes organiques persistantes. Parmi celles-ci, une des plus fréquentes, au moins chez la femme, est un état variqueux de l'urèthre et du col de la vessie

ECLAMPSIE. Voltaïsation continue ascendante de la région rachidienne. Séances de longueur variable, reprises à chaque accès.

ÉCRASEMENT LINÉAIRE. L'anse de platine du thermocautère voltaïque est un écraseur linéaire en même temps qu'un cautère actuel.

J'ai fait un cautère potentiel de l'écraseur de Maisonneuve en enfermant sa tige dans un tube de caoutchouc et creusant un contact dans la tête de son écrou. Cet écraseur, — une anse de fil de fer, — formant une électrode d'un courant dont le circuit est fermé sur une partie voisine, agira encore à la fois par écrasement et par cautérisation.

L'écraseur sera monté en électrode positive quand on voudra écarter surtout les chances d'hémorrhagie ; en électrode négative quand on cherchera à éviter avant tout la rétractilité de la cicatrice. Très large électrode indifférente ; courant intense.

Préférable à l'écraseur thermique dans les opérations qui peuvent être conduites avec lenteur, l'écraseur chimique lui reste inférieur dans celles qui doivent être exécutées rapidement.

ÉLECTRISATION. V. *Procédés opératoires*, p. 19, 22, 23, 28.

ÉLECTROLYSE. Travail de décomposition chimique effectué par le courant voltaïque, qui joue un rôle considérable dans les applications *médicales* de la voltaïsation permanente, notamment dans la voltaïsation polaire.

Ce mot, introduit dans la terminologie chirurgicale par Nélaton, Scoutetten et Broca pour désigner des effets synthétiques, y est tout à fait impropre. V. *Chimicaustie* et *Résolution électrique*.

ÉLECTROPUNCTURE. Terme générique s'appliquant à tous les procédés dans lesquels une aiguille implantée dans les tissus sert d'excitateur. Ces procédés sont à peu près abandonnés, et à juste titre, sauf l'*acupuncture voltaïque*, qui sert, non plus à localiser une action dynamique, mais à opérer des cautérisations ou à provoquer la formation de coagula. V. *Acupuncture, Cautérisation, Anévrismes, Varices*.

ELÉPHANTIASIS. Emploi combiné des courants induits et des courants continus. Les courants continus ramolliraient les tissus indurés, et les courants induits provoqueraient la résorption des tissus ainsi préparés (Moncorvo et da Sylva Aranjo).

EMPHYSÈME PULMONAIRE. En dehors des accès, faradisation révulsive de la surface dorsale comprise entre les omoplates. Pendant les accès, V. *Asphyxie pulmonaire*.

ENCHONDROME. Il pourra quelquefois être indiqué de détruire sur place, par la chimicaustie sous-cutanée, certains enchondromes bien limités.

ENCLAVEMENT. Après avoir constaté que la faradisation utérine, même immédiate, pratiquée dans les conditions thérapeutiques, c'est-à-dire dans des séances dont la durée n'excède pas 5 minutes, est incapable de provoquer la chute d'un œuf sain, je l'ai employée au début de la grossesse, dans le cas de rétroversion, pour empêcher l'enclavement. V. *Rétroversion, Utérus*.

ENGELURES. Faradisation humide de la partie. Séances de 5 à 10 minutes. V. *Hyperémie*.

Voltaïsation continue polaire négative.

Bain électro-statique et exhaustion par étincelles tirées des parties malades (Sigaud).

ENGORGEMENT. Augmentation de volume d'une partie qui est, depuis un temps plus ou moins long, le siège de *congestion* ou de *stase* (V. ces mots), l'une conduisant à l'autre, et, avec le temps, à l'hyperplasie conjonctive.

La faradisation humide par courants de faible tension, d'intensité croissante, appliquée pendant 3 à 10 minutes suivant le siège de l'engorgement, produit une hyperémie passagère, un drainage circulatoire, qui remédie aux engorgements congestifs récents ou chroniques avec une rapidité d'autant plus grande qu'ils sont plus récents. V. *Contusion, Entorse, Utérus, Prostate*.

ENTORSE. Faradisation humide de l'articulation, comprise entre les deux excitateurs suivant un diamètre variable déterminé par l'indication de placer l'excitateur négatif sur le point le plus douloureux. Gros fil; séances de 10 minutes d'abord, de 5 ensuite. Aucun autre traitement. Le repos de l'articulation n'est pas nécessaire.

Quand l'entorse est toute récente, il suffit de 1 à 3 ou 4 séances. Dans l'entorse chronique, le traitement est plus long, mais aussi sûr.

Après guérison, et alors que l'exercice ne fatigue nullement l'articulation, il reste parfois des douleurs au repos. Contre celles-ci, faire suivre les séances de faradisation humide de la faradisation cutanée révulsive de la région.

ÉPILEPSIE. Voltaïsation continue longitudinale centripète. L'excitateur négatif étant placé sur la nuque, le positif sera appliqué sur le point où est sentie l'*aura*. Courant de quantité moyenne; séances de 5 minutes.

La faradisation humide de la région siège de l'aura donne quelquefois de grandes améliorations.

Toutes les formes de commotions données avec les machines statiques et toutes les localisations de ces commotions auraient donné dans l'épilepsie des résultats avantageux (Lowet, Sprengler, Lindhult, Mauduyt, Ledru, etc.).

ÉPUISEMENT. Bain électrique de l'auteur. V. *Bains électriques.* S'il ne suffisait pas à provoquer le sommeil, le faire suivre de la voltaïsation rachidienne ascendante. Séances de 3 minutes.

ÉRECTILES (**Tumeurs**). Acupuncture voltaïque positive pour oblitérer les vaisseaux par des caillots albumino-fibri_ neux. Pousser au besoin l'opération jusqu'à formation d'une eschare supposant la destruction de la partie centrale au moins de la tumeur.

ÉRECTION (**Anomalies de l'**). V. *Anaphrodisie, Priapisme, Satyriasis.*

ESTOMAC. V. *Dyspepsies, Gastralgie.*

— (**Dilatation de l'**). Peut-on, par la répétition de contractions provoquées, réduire le volume de l'estomac chroniquement distendu? — *A priori*, l'affirmative semble infiniment probable; mais le fait, d'une constatation peut-être difficile, n'a pas été établi.

C'est à la faradisation que je donnerais la préférence pour obtenir isolément ce résultat. Faradisation recto-épigastrique; séances de 3 à 5 minutes; bobine à gros fil.

Lorsque la dilatation s'accompagne de phénomènes dys_ peptiques, — et ce n'est que dans ces conditions que je l'ai observée, — j'ai recours à la voltaïsation continue ascendante du pneumogastrique droi.t V. *Pneumogastrique.* La voltaïsation continue polaire positive de la région épigastrique donne aussi, mais moins nettement, de bons résultats. Il reste toujours à vérifier ici si l'état physique de l'estomac est modifié en même temps que sa situation physiologique.

Les essais de voltaïsation *discontinue* de Bardet laissent les mêmes doutes. Il emploie comme excitateur gastrique, négatif, un conducteur contenu dans le tube à lavage de l'estomac, et ferme le circuit par une plaque épigastrique positive.

Le même système d'excitateur pourrait servir à pratiquer la faradisation gastrique; c'est ainsi que Bouchard m'avait demandé de l'es yer, ce que je n'ai pas encore fait.

ÉTRANGLEMENT. V. *Intestinal, Hernies.*

EXCITATEURS. La nature et la forme des excitateurs les plus employés ont été indiquées page 11 : les boutons et les olives de charbon, les rouleaux de même matière destinés à être tenus dans la main ou à être montés sur un étrier et roulés sur la peau, les pinceaux métalliques destinés à devenir des agents de révulsion, les gâteaux ou boulettes de terre glaise destinés à fermer les circuits dans les cas où l'on a à faire intervenir de grandes intensités ou à combler des parties anfractueuses.

Nous devons en signaler d'autres, construits en vue d'indications ou de régions spéciales.

Divers excitateurs ont été faits pour s'appliquer sur le globe oculaire; les tampons de charbon convenablement garnis les remplacent avec avantage. La faradisation des muscles de l'œil se fait avec des aiguilles mousses garnies d'éponge à leur extrémité ou avec des olives de charbon recouvertes de peau. Des stylets ou la sonde de Bowmann peuvent servir à la cautérisation du canal nasal.

Le speculum auriculaire de Duchenne, le stylet garni d'éponge, un excitateur double de Bonnafont servent à agir dans le conduit auditif.

Pour agir sur le voile du palais, j'emploie un excitateur double à extrémités olivaires dont chaque branche, flexible, glisse dans une des rainures de leur manche commun.

Un excitateur de Mackenzie à manche interrupteur permet d'opérer directement dans le larynx sur les cordes vocales.

Pour la chimicaustie uréthrale, nous avons employé d'abord, avec Mallez, des tiges de diverses flexibilités à extrémités olivaires; Mallez les préfère cylindriques et y a ajouté des repères; nous avons encore donné à l'un de ces excitateurs la forme d'une bougie conique olivaire hors du ventre de laquelle faisaient saillie deux arêtes métalliques; Jardin donne aux siens la forme des uréthrotomes à lame courante.

Les sondes ordinaires sont préférables, pour la faradisation de la cavité vésicale, aux divers excitateurs doubles qui ont été proposés. Pour la voltaïsation, où les contacts immédiats doivent être évités, on se servira de l'excitateur vésical d'Onimus : mandrin agissant, à travers les yeux d'une sonde, sur un flot de liquide préalablement injecté dans la vessie.

Les excitateurs rectaux sont nombreux. L'olive sur tige droite de Duchenne, mon olive sur manche courbe avec repère destinée à agir par le rectum sur la face postérieure de l'utérus, mes excitateurs doubles, longitudinal, annulaire, prostatique à double courbure, ont été établis en vue de la faradisation. La voltaïsation ne se peut pratiquer qu'avec un excitateur abrité : celui de Boudet, établi sur les mêmes vues que l'excitateur vésical d'Onimus.

C'est dans les mêmes conditions qu'agit l'excitateur endogastrique de Bardet, contenu dans le tube à lavage de l'estomac.

Sur l'utérus, j'agis avec des excitateurs simples, droits et courbes, appliqués en même temps que l'un de mes excitateurs rectaux ou vésicaux ou qu'une paire d'excitateurs abdominaux. Dans les cas où, en l'absence d'une double indication, j'agis par l'abdomen et l'utérus, Apostoli préfère agir sur l'utérus seulement par un excitateur utérin double qui rappelle la disposition de mon excitateur rectal double annulaire.

Tous les excitateurs ne se montent pas sur des manches, et divers moyens contentifs sont employés à en maintenir quelques-uns en place sans le secours des mains du médecin. Ceux de ces moyens contentifs qui me rendent les services les plus fréquents sont : un lac fermé interrompu dans sa continuité par un anneau d'ivoire capable d'embrasser la tête d'un bouton; ce lac permet au patient de maintenir lui-même en place, avec une seule main, un excitateur appliqué sur la nuque. Fixé à une bretelle plus large et à deux chefs libres, dont un portant une boucle, cet anneau peut maintenir un bouton sur une partie quelconque du corps. Pour maintenir le bouton sur une partie relativement grêle, sur un membre, on se contente d'une bande de caoutchouc percée d'œillets : une fente longitudinale, voisine d'une des extrémités, donne passage à la tête du tampon; le tout se fixe par un double bouton passé dans deux œillets.

EXHAUSTION. V. *Procédés opératoires* p. 20.

FACIALE **(Paralysie)**. L'hémiplégie faciale est cérébrale ou spinale; la contractilité farado-musculaire étant conservée ou exaltée dans le premier cas, amoindrie ou abolie dans le second.

L'hémiplégie faciale cérébrale ne réclame aucun traitement local. V. *Paralysies cérébrales*.

L'hémiplégie faciale spinale reconnaît le plus souvent pour cause l'action d'un courant d'air frais. On a vanté contre elle la voltaïsation « continue (?) » des branches de la 7ᵉ paire. La voltaïsation centripète des mêmes territoires, pratiquée en vue d'agir sur les branches de la 5ᵉ paire, m'a donné quelquefois de très beaux résultats.

La voltaïsation continue agirait-elle comme procédé variable? comme un tétanisant très faible? — C'est une question qu'il pourra y avoir lieu de se poser en présence de l'impossibilité de tenir pour rigoureusement constants les courants dans le circuit desquels est interposé un organisme vivant.

La faradisation des muscles inertes est très efficace (Duchenne). Mais si c'est à ce procédé qu'on donne la préférence, il faut avoir soin d'arrêter le traitement avant la guérison complète, sous peine de favoriser la production d'une contracture qui apparaît même quelquefois en l'absence de tout traitement. V. *Contracture*.

FARADISATION. V. *Procédés opératoires*, p. 28.

— **généralisée.** Procédé systématique de faradisation imaginé par Dropsy, de Cracovie. L'auteur admet que la sensibilité des divers points du corps à l'action de la faradisation est répartie suivant une loi qu'il a la prétention d'avoir donnée; que, dans les conditions normales, le sommet de la tête est plus sensible et perçoit plus vite les sensations que la nuque, la région lombaire, l'épigastre, la paume des mains et la plante des pieds ; que, d'une manière générale, les sensations se déclareraient plus fortes et plus rapidement dans les points les plus rapprochés du sommet de la tête.

Dans les maladies, il y aurait perturbation de cette formule physiologique, à laquelle on ramènerait le malade par la faradisation en mettant, par un réophore bifurqué, un pôle de l'appareil d'induction en communication avec le sommet de la tête et l'épigastre, tandis qu'un réophore quadrifurqué mettrait l'autre pôle en rapport avec les deux mains et les deux pieds. On opère en outre, à chaque séance, un renversement des pôles. L'auteur se sert, tant pour les explorations que pour les séances thérapeutiques, d'appareils magnéto-faradiques.

Sous l'influence de ces manœuvres suffisamment répétées, la formule pathologique de toutes les maladies curables se rapprocherait graduellement de la formule physiologique, en même temps que surviendrait progressivement la guérison de chacune de ces maladies.

Nous devions signaler cette médication, qui a fait un certain bruit à l'époque de son apparition. Sans contester que ces actions perturbatrices puissent, dans des cas qu'il resterait à déterminer, provoquer quelques réactions favorables, on ne saurait considérer la conception qui a présidé à leur systématisation que comme un jeu de l'esprit.

V. *Bains électriques.*

FAUX CROUP. *Laryngite striduleuse.* Voltaïsation continue polaire positive. Excitateur positif au-devant du cou ; circuit fermé dans la main ou sur la nuque ; courant de quantité moyenne ; application de 3 à 5 minutes, à répéter si besoin est.

FIÈVRE. La fièvre contre-indique les applications électriques variables.

En est-il de même de certains procédés d'électrisation continue? La solution de cette question est dans l'histoire, toute à faire, de *l'électrothérapie dans les maladies aiguës.*

Beaucoup d'auteurs du siècle dernier ont vanté, contre la fièvre intermittente, l'électrisation par étincelles tirées de la région gastrique et des côtes. Les séances se faisaient avant l'accès ou à son début.

Voulant étudier l'action de la voltaïsation continue rachidienne ascendante, appliquée en vue d'obtenir un abaissement de température et de faire cesser les phénomènes délirants dans la fièvre typhoïde, je ne suis arrivé, avec Libermann, qu'à constater la difficulté de poursuivre des observations méthodiques dans un service qui n'est pas spécialement organisé en vue de cet ordre de recherches.

FIBROMES. V. *Utérus, Prostate.*

FLUEURS BLANCHES. V. *Leucorrhée.*

FOIE. V. *Calculs biliaires, Kystes.*

— **(Abcès du).** Ouverture par établissement d'une fistule permanente avec le trocart volta-chimique négatif. V. *Cautérisation tubulaire.*

— **(Kystes séreux ou hydatiques du).** Même traitement.

FOLIE V. *Mentales (Maladies)*.

FRACTURES (Consolidation des). Notablement aidée par la faradisation du cal à l'aide d'aiguilles y implantées (de Saint-Germain). On pourrait, sans doute, arriver au même résultat par la faradisation humide de la région.

GALACTORRÉE. Voltaïsation continue polaire positive des mamelles; circuit fermé dans la main. Courants faibles; séances longues : de 15 à 30 minutes.

La galvanisation y serait à essayer : sein recouvert d'une calotte de zinc, circuit fermé dans la main par un rouleau de charbon.

GALVANISATION. Électrisation par un couple dont l'organisme représente l'élément oxydant, couple unique fermé sur lui-même. V. *Procédés opératoires*, p. 22.

Ce nom, qui, sous peine d'être une source d'équivoques et de malentendus dans l'interprétation de faits anciens et d'épreuves futures, ne doit plus être appliqué qu'à la *galvani-sation* proprement dite, a servi à désigner, à part l'électrisa-tion statique, toutes les manœuvres dans lesquelles l'électri-cité joue un rôle, même la faradisation. Aujourd'hui on ne l'emploie plus guère, mais toujours improprement, que dans les cas où, la source d'électricité étant toujours une action chimique, l'électromoteur est indépendant du sujet intercalé dans la portion extérieure de son circuit. V. *Voltaïsation* et *Procédés opératoires*. p. 23.

A peu près complètement abandonnée depuis Aldini, la *galvanisation* mérite d'être reprise : 1° comme agent théra-peutique permettant de très longues applications de courants très faibles; 2° comme instrument de critique des opérations de voltaïsation. En effet, nous ignorons encore quel est, dans ces dernières, le temps qui répond aux indications formulées; si c'est, comme on l'a admis gratuitement, celui, contempo-rain de l'application voltaïque, pendant lequel on polarise l'organisme; ou si c'est la période consécutive, pendant laquelle l'organisme abandonné à lui-même se dépolarise. Le moyen le plus simple de se renseigner sur ce point me paraît d'instituer des épreuves thérapeutiques comparatives de galvanisation et de voltaïsation, épreuves dans lesquelles les résultats de la galvanisation pourront éclairer sur la signification physique à attribuer à ceux de la voltaïsation. V. ce mot.

Nous ne possédons que des renseignements rares et vagues sur ce qu'aurait donné cette méthode. Je l'ai essayée sans suite suffisante contre quelques états douloureux ou spasmodiques où elle ne m'a pas donné des résultats aussi nets que la voltaïsation continue. Opérant avec un bouton de charbon de 7 centimètres de diamètre garni de peau et d'amadou, relié par un cordon de 60 centimètres à une rondelle de zinc de 8 centimètres de diamètre garnie d'amadou, je n'ai pas obtenu à travers la peau saine de déviation nettement appréciable des galvanomètres, d'ailleurs peu sensibles, de la pratique courante.

La galvanisation a été surtout employée comme modificateur caustique à action lente sur des ulcères de réparation difficile (Crusell, Spencer Wells). Dans ces cas, une plaque ou un stylet d'argent ou d'or doit être substitué au bouton de charbon garni de peau des applications médicales. V. *Chimicaustie galvanique*.

GALVANOCAUSTIQUE. On a désigné sous ce nom, qui n'a généralement pas été compris, qui n'a guère été accepté, et qui peut être abandonné sans inconvénient, les procédés de cautérisation dans lesquels intervient l'électricité, à des titres d'ailleurs très divers.

Une première distinction doit être faite entre la galvanocaustique *thermique*, que, pour éviter les équivoques, j'appellerai *Thermocaustie* (V. ce mot), — et la galvanocaustique *chimique*, que j'appellerai *Chimicaustie* (V. ce mot). A ces désignations on peut ajouter, pour la Thermocaustie, les épithètes *électrique* ou *voltaïque*, selon que la chaleur est fournie par une décharge ou par un courant de pile, — pour la Chimicaustie, *voltaïque* ou *galvanique*, suivant que le moteur chimique est une pile voltaïque ou un couple galvanique.

Enfin, on devra renoncer, pour désigner les chimicausties, à l'expression impropre d'*électrolyse*, introduite dans le langage médical pour masquer un plagiat (Nélaton), acceptée par des auteurs qui n'avaient pas compris le mécanisme de la cautérisation volta-chimique, et qu'a fait prévaloir l'autorité professionnelle de quelques-uns de ces auteurs incompétents. V. *Électrolyse.*

GALVANOPUNCTURE. V. *Acupuncture.*

GANGLION. V. *Kystes synoviaux.*

GANGRÈNE. La cautérisation chimique négative des parties gangrenées mériterait d'être essayée comme moyen de limiter la gangrène : elle représente l'application d'un topique alcalin sur les frontières actuelles du mal. V. *Chimicoustie.*

— **symétrique des extrémités.** Voltaïsation descendante de la région rachidienne (M. Raynaud).

GASTRALGIE. Voltaïsation continue ascendante. Excitateur positif au niveau de l'épigastre; négatif au devant du cou, au niveau du passage du pneumogastrique droit entre les attaches inférieures du sterno-mastoïdien. Séances de 3 minutes; courants de quantité moyenne. Particulièrement utile dans les digestions douloureuses et accompagnées de vomissements.

Faradisation cutanée de la région épigastrique, contre les douleurs gastriques qui surviennent à jeun.

Applications métalliques, contre les crampes.

GASTRORRHÉE. Même traitement que celui de la gastralgie.

GLAUCOME. Voltaïsation polaire du globe oculaire (positive ou négative?) par excitateurs humides appliqués sur les paupières fermées; circuit fermé dans la main.

GOITRE. Bain électrique et exhaustion (Sigaud).
Voltaïsation continue simple ou par acupuncture négative.

— **kystique.** Cautérisation tubulaire négative.

— **exophthalmique.** La voltaïsation polaire positive de la tumeur, circuit fermé dans la main, m'a procuré dans un cas une très grande amélioration qui persiste au bout de deux ans.

GOUTTE. Traitement général : bains faradiques de l'auteur.
V. *Arthritisme.*

Traitement de l'accès de goutte articulaire : faradisation humide transversale des articulations douloureuses; bobine à gros fil; séances de 5 à 10 minutes.

Il est infiniment probable que l'action électrolytique de la voltaïsation continue aura un rôle à jouer dans la goutte. Localement, j'y essayerais d'abord la voltaïsation polaire négative à longues séances des articulations prises.

Les opinions des auteurs anciens sur ce sujet sont variées. Cavallo et Sauvages prescrivent le bain électro-statique court avec exhaustion par pointes *loco dolenti*. Sigaud de la Fond accuse des insuccès. Suivant Zetzell, le bain prolongé favoriserait les métastases.

Contre les métastases, V. *Dérivation* et *Révulsion*.

V. *Asthme, Gastralgie, Migraine.*

GRANDES LÈVRES. V. *Abcès, Lipomes, Kystes.*

GRAVELLE. V. *Coliques néphrétiques.*

GRENOUILLETTE. Cautérisation volta-chimique par une tige ou un séton d'un calibre un peu fort. V. *Chimicaustie.*

HÉMÉRALOPIE. J'ai vu, chez une hystéropathe, une héméralopie datant de plusieurs semaines cesser immédiatement après une séance de faradisation utérine. Le fait est intéressant, mais ne comporte, seul, aucune conclusion thérapeutique générale.

HÉMICRANIE. V. *Migraine.*

HÉMIPLÉGIE. V. *Paralysies, Facial.*

HÉMOPTISIES supplémentaires des règles, ou causées par **l'apoplexie pulmonaire.** Faradisation utérine; bobine à gros fil; séances de 5 à 10 minutes. V. *Utérus, Age critique.*

Chez l'homme : Faradisation lombo-suspubienne.

— **cardiaques.** Même traitement. V. *Dérivation.*

— **des tuberculeux.** Essayer la faradisation sèche, révulsive, de la partie du dos comprise entre les omoplates.

HÉMORRHAGIES. V. *Apoplexie, Hémoptisies, Métrorrhagies, Dérivation.*

HÉMORRHOIDES. J'ai pédiculé la tumeur et détruit le pédicule par la chimicaustie négative, employant d'abord comme électrode caustique une pince ayant la forme de la lingotière d'Amussat; plus tard, j'ai écrasé le pédicule avec mon serre nœud caustique négatif. Les résultats sont très satisfaisants, mais l'opération est longue et douloureuse. Je préfère aujourd'hui attaquer ces tumeurs par l'acupuncture voltaïque positive (Tripier, D. Mucci, Le Roy). V. *Anévrisme, Varices.*

HÉMOSPASIE. V. *Dérivation.*

HÉMOSTASE. V. *Stase, Engorgement, Anémie. Dérivation.*

HÉPATALGIE. Ordinairement calculeuse. Très souvent soulagée par la voltaïsation continue : excitateur positif largement appliqué sur la région douloureuse; négatif au devant du cou, au niveau du passage du pneumogastrique droit entre les attaches inférieures du sterno-mastoïdien. Courant de quantité moyenne; séances de 3 minutes. V. *Coliques hépatiques.*

La faradisation humide de la région hépatique donne aussi des succès.

HERNIES. Réduire, et remplacer le doigt qui a terminé la réduction par un excitateur humide olivaire négatif; excitateur positif rectal. Faradisation d'intensité aussi rapidement croissante que possible; bobine à gros fil; séances de 3 à 5 minutes.

Dans les hernies inguinales doubles, engager les deux excitateurs dans les anneaux.

Si la hernie était irréductible, remplacer l'excitateur olivaire par un large excitateur plat, appliqué sur le fond de la tumeur.

Dans les hernies anciennes, volumineuses, avec adhérences épaisses au sac, la faradisation procure un grand soulagement et une amélioration marquée des digestions.

HERNIAIRE. (Étranglement). V. *Intestinal.*

HOQUET. Voltaïsation continue ascendante du pneumogastrique droit : excitateur positif largement appliqué sur l'épigastre; négatif au devant du cou, au niveau du passage du pneumogastrique droit entre les attaches sternale et claviculaire du sterno-mastoïdien.

Applications métalliques sur l'épigastre (?).

HYDARTHROSE. Faradisation cutanée révulsive pratiquée au genou, autour des deux tiers inférieurs de la rotule, en insistant sur la partie externe de l'articulation. Séances de 1 à 2 minutes.

Dans les cas d'hydarthrose ancienne et tenace, faire précéder la séance de révulsion d'une séance de 5 minutes de faradisation humide transversale de l'articulation; bobine à gros fil. Laisser entre les deux séances un temps de repos d'une demi-heure environ.

HYDROCÈLE *de la tunique vaginale.* La faradisation humide transversale de la tumeur constitue un palliatif. Séances de 5 à 10 minutes; gros fil.

Traitement curatif : Voltaïsation continue par aiguilles implantées dans la tumeur (Schuster). Il est préférable de n'implanter dans la tumeur que les aiguilles négatives, et de fermer le circuit sur la partie interne de la cuisse.

— **enkystée du cordon.** Même traitement.

— **diffuse** du scrotum ou du cordon. V. *Orchite.*

HYDROHÉMATOCÈLE. V. *Hydrocèle.*

HYDRONÉPHROSE. La voltaïsation polaire positive de la région lombaire sera quelquefois un utile palliatif; fermer le circuit sur la région dorso-cervicale.

HYDROPHOBIE. Excitateur négatif aux pieds; excitateur positif partagé entre la gorge et l'épine dorsale. Séances de faradisation ou de voltaïsation (?) d'une demi-heure, répétées après une heure de repos. Guérison au bout de 12 heures; rechute légère huit jours après, cédant au même moyen (Lassing, cité par Bouchut et Després). S'agissait-il d'hydrophobie rabique?

Ce traitement serait applicable à l'hydrophobie hystérique; mais il reste à en déterminer avec plus de précision le manuel.

HYDROPISIES. V. *Hydarthroses, Hydrocèle, Hydrothorax.*
Ascite rhumatismale apyrétique. Faradisation humide par excitateurs appliqués sur les fosses iliaques, ou mieux faradisation abdomino-rectale; bobine à gros fil; séances de 10 minutes. Il pourra être utile de faire, une ou deux heures après, une séance de 1 à 2 minutes de faradisation cutanée révulsive de la paroi abdominale.

HYDROTHORAX. V. *Thoracentese.*

HYPERÉMIE. État circulatoire d'une régiondans laquelle l'acetivité du mouvement sanguin est simplem nt augmentée. Je considère l'hyperémie passagère produite par la faradisation pénétrante d'une région comme le meilleur traitement à opposer aux *congestions* et aux *stases*. V. ces mots et *Engorgement*.

HYPERESTHÉSIE générale. Voltaïsation continue rachidienne ascendante : séances de 3 minutes, quantité moyenne; ou séances plus longues avec quantité moindre.

— **locale**. Voltaïsation continue polaire positive; ésances de 3 à 5 minutes; quantité moyenne.

Applications métalliques ou magnétiques.

— **de température**. V. *Ataxie locomotrice*.

HYPERPLASIE CONJONCTIVE. Le traitement de l'hyperplasie conjonctive est celui de *l'engorgement* (V. ce mot). Lorsque l'hyperplasie conjonctive a pour siège un organe musculeux, ce traitement, outre qu'il agit par drainage circulatoire, a encore pour effet de provoquer des contractions musculaires dont l'action favorise la résolution. V. *Utérus, Prostate*.

HYPERTROPHIE. V. *Engorgement, Adénite, Prostate, Utérus.*

HYPNOTISME. Faisant passer d'une main à l'autre, chez un sujet hypnotisé, des courants voltaïques ou faradiques, on a quelquefois fait cesser immédiatement le sommeil et la catalepsie. Il serait intéressant de répéter ces essais dans des conditions mieux définies et avec des courants très faibles. L'hypnotisme constitue une maladie expérimentale qui devra être largement mise à contribution dans l'étude de l'électrologie médicale.

HYPOCONDRIE. On admet généralement une hypocondrie essentielle, vésanie pure, et une hypocondrie symptomatique de lésions viscérales; nous ne saurions admettre la première comme affection distincte. Les éléments morbides auxquels devra s'adresser le traitement sont l'état général de la nutrition (V. *Anémie, Débilité*), l'état des fonctions digestives (V. *Dyspepsies*), enfin divers symptômes parmi lesquels les hallucinations (V. *Folie*) tiennent une place quelquefois importante.

HYPODERMIQUES (Médications). On a émis à diverses reprises la prétention de favoriser, au moyen de décharges électro-statiques, de la galvanisation, de la voltaïsation, de la faradisation même, l'absorption de médicaments déposés à la surface de la peau. Des assertions extravagantes ont détourné d'expérimenter dans quelles conditions et jusqu'à quel point on pourrait espérer favoriser ainsi l'absorption cutanée. Le succès des injections hypodermiques fait regretter qu'on ait abandonné la question au moment où elle avait chance d'être étudiée d'une façon rationnelle.

J'apprends, cependant, qu'elle vient d'être reprise par Brondel, qui paraît très satisfait des résultats de ses premiers essais de localisation de l'iode par décomposition de l'iodure de potassium.

HYSTÉRIE. État de susceptibilité nerveuse dont la multiplicité des formes ne permet pas de donner une définition générale et dont les limites ne sauraient être précisées. Le mot hystérie nous vient de cette vue, très souvent exacte, que les phénomènes algiques, convulsifs, plus rarement paralytiques, communément groupés dans un ensemble qui a sa physionomie propre, y paraissent constituer des phénomènes réflexes sous la dépendance d'une hystéropathie.

Les indications thérapeutiques causales sont fournies par l'état de l'utérus (V. *Utérus*) et par l'état général, V. *Anémie, Chlorose, Débilité.* En dehors de ces données générales, il sera souvent indiqué de tenter la médication du symptôme. V. *Nervosisme, Douleur, Convulsions, Paralysies.* La multiplicité et la variété des accidents rapportés à ce type hystérie exclut l'idée d'un traitement uniforme ; nous nous contentons de tracer le plan général des tentatives à poursuivre.

ICTÈRE par obstacle au cours de la bile. La contractilité des voies biliaires est un fait aujourd'hui bien établi ; peut-on produire leur relâchement ? V. *Coliques hépatiques.*

IDIOTIE. V. *mentales (Maladies)*

IMPALUDISME. Il y aurait lieu de rechercher si les manœuvres d'électrisation statique recommandées contre les accès de fièvre intermittente (V. *Fièvre*), ne seraient pas plutôt utiles contre l'impaludisme ancien.

IMPUISSANCE. V. *Anaphrodisie.*

INCONTINENCE d'urine. Faradisation humide : excitateur négatif suspubien, positif au périnée ; séance de 3 minutes.

L'incontinence d'urine est souvent la conséquence de la paralysie spinale de l'enfance. La voltaïsation continue ascendante de la région rachidienne y est alors indiquée. V. *Paralysies.*

— **de sperme**. V. *Spermorrhée.*

INDIGESTION gastrique ou intestinale. V. *Dyspepsies.*

INERTIES. V. *Viscérales (Paralysies).*

— **utérine**. Déterminée par la plupart des causes générales d'inerties viscérales, l'inertie utérine est quelquefois liée à l'existence des fibromes. L'étude de ses mécanismes variés est presque tout à faire ; elle sera intéressante surtout au point de vue obstétrical. Les résultats généraux obtenus de la faradisation pendant le travail (V. *Accouchement*) laissent prévoir que des applications électriques pourront être utiles contre quelques formes au moins d'inertie. A *priori*, j'essayerais la faradisation contre les inerties de la pléthore ou de la distension abdominale excessive ; contre les inerties d'origine cérébrale, j'aurais recours à la voltaïsation rachidienne ascendante.

INFLAMMATION. Non encore suffisamment définie cliniquement. On a pensé caractériser ce phénomène pathologique complexe par la réunion des conditions *douleur, congestion, chaleur, fluxion*.

Ne faut-il pas y ajouter la *fièvre* et la *tendance à la suppuration?* La fièvre et la tendance à la suppuration contre-indiquent les applications variables ; contre-indiquent-elles aussi les applications continues? V. *Fièvre.*

Remak, cependant, donne la voltaïsation continue polaire positive comme « antiphlogistique » ; mais il ne dit pas ce qu'il entend par antiphlogistique. et il est douteux qu'il ait jamais pratiqué la voltaïsation continue : il appliquait, et la plupart des auteurs à sa suite, cette désignation à la voltaïsation discontinue à interruptions assez fréquentes pour éviter les effets caustiques.

La faradisation humide m'a paru déterminer la suppuration à courte échéance de tumeurs indolentes peu ou pas vasculaires, ni chaudes, ni accompagnées de fluxion propre-

ment dite, chez des sujets apyrétiques, tumeurs que leur apti-
tude à suppurer pouvait seule faire regarder comme inflammatoires (tubercules sous-cutanés et adénites). J'ai pu même
me demander, dans un cas d'adénite, si la voltaïsation véri-
tablement continue polaire positive ne favorisait pas la terminaison par suppuration; à coup sûr, elle ne la prévient
pas, même de loin.

Peut-on, par quelque mode d'électrisation, écarter les éventualités de fièvre, peut-être de suppuration, dans des cas où ces
accidents se produiraient si l'affection était abandonnée à
elle-même? Les succès de la faradisation humide pratiquée
aussitôt après des contusions violentes et étendues me portent
à l'admettre, au moins pour la fièvre; mais je n'oserais pas
essayer de traiter par ce moyen, dont on trouvera l'appréciation au mot *Hyperémie*, le début d'une phlegmasie parenchy-
mateuse. Pourrait-on y espérer mieux de la voltaïsation continue? V. *Orchite*.

INSOLATION. Voltaïsation continue ascendante de la région
rachidienne. Séance de 5 minutes, par courant d'intensité
moyenne, le sujet étant couché.

INSOMNIE. La faradisation humide, même localisée, à plus forte
raison généralisée, prédispose au sommeil, et à un sommeil
calme.

La voltaïsation continue ascendante de la région rachidienne est le procédé qui donne le mieux ce résultat.

INTESTINAL (Obstruction — étranglement). Faradisation profonde de la masse abdominale par excitateur
rectal négatif, le circuit étant fermé par une large plaque ou
par un bouton humide sur la paroi abdominale; bobine à
gros fil. On fera un choix entre les séances courtes de 2 à
3 minutes, fréquemment répétées, et les séances longues, de
5 à 10 minutes, plus rares, en se guidant sur l'état général du
malade, sur le mode de son impressionnabilité, et sur les notions qu'on aura pu avoir de la cause de l'étranglement.

Voltaïsation discontinue abdomino-rectale; pôle négatif
dans le rectum avec excitateur approprié, — V. *Excitateurs,
Rectum*, — pôle positif sur l'abdomen ; séance d'une demi-
heure à une heure; courants faibles (Leroy d'Étiolles, Boudet de Paris).

J'essayerais désormais, en pareil cas, la voltaïsation continue recto-épigastrique ou recto-postcervicale : excitateur approprié positif dans le rectum, fermeture négative sur l'épigastre ou en haut de la nuque; courants d'intensité moyenne; séances de 5 à 10 minutes, séparées par des repos d'une heure au moins.

— **(Invagination)**. Le procédé de faradisation qui vient d'être indiqué à l'occasion de l'étranglement m'a donné de très bons résultats dans un cas d'invagination. Séances de 3 minutes, tous les jours, continuées pendant plusieurs mois.

IRITIS. Deux indications symptomatiques : au début, contre la phlegmasie, voltaïsation continue polaire positive (?); plus tard, contre la formation d'exsudations plastiques, voltaïsation continue polaire négative.

IRRITATION spinale. Faradisation humide par excitateurs placés l'un sur le sacrum, l'autre sur la nuque. Séances de 3 à 5 minutes; gros fil.

Faradisation cutanée énergique tout le long du rachis, tantôt seule, tantôt une demi-heure après la séance de faradisation humide. V. *Révulsion*.

Voltaïsation continue ascendante de la même région.

IRRORATION. V. *Procédés opératoires*, p. 20.

ISCHURIE. Remplir les indications causales, et voltaïsation continue centripète. Excitateur positif appliqué au-dessus du pubis ou au périnée; excitateur négatif au bas de la région dorsale; séances de 5 à 10 minutes par courants de quantité moyenne.

KÉLOIDE. S'il était indiqué de la détruire et que l'application d'un caustique présentât de la difficulté : chimicaustie négative.

KÉRATITE. V. *Cornée* (Taies de la).

KYSTES. La cautérisation tubulaire — V. *Chimicaustie* — est indiquée dans les cas où il y a avantage à mettre la cavité du kyste en communication un peu durable avec l'extérieur. Elle est indiquée dans les *Kystes de l'ovaire* — V. *Ovariostomie* — dans les kystes *hydatiques du foie*, dans les *kystes séro-sanguins du cou*.

L'acupuncture voltaïque négative suffit contre *les kystes*

séreux synoviaux, contre les *kystes sous-cutanés* et les *kystes sébacés.* V. *Lipome.* Contre ces derniers, toutefois, la cautérisation par une tige mousse sera souvent aussi commode ; il en est de même dans les cas de *kystes salivaires.* V. *Grenouillette.*

LACRYMAL (**Maladies de l'appareil**). *Dacryocystite chronique.* On s'y trouve très bien de la faradisation humide de l'angle interne de l'œil par un excitateur négatif appuyant surtout sur la paroi qui correspond au sac lacrymal. Le circuit sera fermé dans la main du même côté, ou mieux, du côté opposé, sur le point symétrique ; séances de 3 minutes ; gros fil.

Mucocèle. Hydropisie du sac lacrymal. Même traitement.

Dans les cas où l'obstruction siège dans le canal nasal et où le cathétérisme s'effectue par une ouverture spontanée ou artificielle du sac, la cautérisation volta-chimique négative permet d'obtenir, en une séance, le libre passage de sondes d'un calibre beaucoup plus fort. Les jours suivants, dans les cas exempts de complications trop prononcées, les injections passent à plein canal.

Quant à l'influence exercée par la chimicaustie alcaline sur les lésions osseuses ou catarrhales causes de l'obstruction, influence dont la nature était difficile à prévoir, elle nous a, chez tous les sujets sur lesquels a porté notre observation, paru sensiblement favorable. (Tripier et Alph. Desmarres).

L'électrode négative est, quand on pénètre par la fistule, un stylet de Bowmann ; circuit fermé dans la main du côté où l'on opère ; séances de 10 minutes. V. *Chimicaustie.*

Sera-t-il possible, par la *chimicaustie voltaïque des conduits lacrymaux,* d'éviter l'ouverture artificielle du sac lacrymal ? — Non, dans la plupart des cas. L'opération de Bowmann ouvre-t-elle à l'électrode caustique une voie suffisante ? — Pas toujours.

LANGUE (**Tumeurs érectiles de la**). Destruction centrale par l'acupuncture positive, comme dans le traitement des anévrismes (V. ce mot). Circuit fermé dans la main.

— (**Kystes de la**). V. *Kystes.*

LARYNGITE. La voltaïsation continue polaire positive de la région prélaryngienne, avec circuit fermé sur la nuque ou dans la main, est indiquée dans la *laryngite striduleuse*. Elle est encore utile à la période de début de certaines *laryngites aiguës*, alors qu'il n'existe pas encore de réaction fébrile, dans celles, par conséquent, où l'affection locale n'est pas symptomatique d'un état général. Je serais cependant partisan d'essayer ce moyen dans le croup, la question de l'orientation étant réservée. V. *Diphthérie*.

Sous les mêmes réserves, la voltaïsation continue polaire positive donne du soulagement dans les *laryngites chroniques*. Lorsque ces dernières ne sont pas tuberculeuses, la faradisation cutanée révulsive de la région se montre souvent utile.

LÈPRE. La marche progressive des atrophies musculaires qu'on rencontre dans la lèpre est notablement ralentie par la voltaïsation continue centripète : excitateur positif appliqué sur les muscles en voie d'atrophie; négatif à la nuque; courants de quantité moyenne; séances quotidiennes de 3 à 5 minutes.

La voltaïsation continue ascendante de la région rachidienne m'a été manifestement utile contre un autre accident de la lèpre : la *spermorrhée*.

LEUCOMA. V. *Cornée*.

LEUCORRHÉE. Nombre de leucorrhées, non diathésiques, sont avantageusement modifiées ou même guéries par le traitement des engorgements utérins ou des flexions qui les tiennent sous leur dépendance. V. *Utérus*.

LIENTÉRIE. Bains électriques de l'auteur — V. *Bains électriques* — ou, à leur défaut, faradisation humide de l'abdomen par excitateurs appliqués sur les fosses iliaques; séances de 5 minutes; bobine à gros fil.

Chez les adultes, on se trouvera bien de faire, à une heure ou deux d'intervalle, suivre la séance de faradisation humide d'une séance de faradisation sèche, révulsive, sur la paroi abdominale.

LIGATURE. V. *Écrasement linéaire* et *Chimicaustie voltaïque*.

LIPOME. Cautérisation volta-chimique négative, au sommet de la tumeur, par électrode mousse ou pénétrante; puis attendre l'évacuation et la résolution spontanées. V. *Cautérisation* et *Chimicaustie*.

LOUPES. V. *Lipomes* et *Kystes sébacés.*

LUMBAGO. Voltaïsation continue : excitateur positif largement appliqué sur les lombes; excitateur négatif plus haut, sur le rachis; séance de 3 à 5 minutes; courant de quantité moyenne.

S'il n'existe pas de réaction fébrile : faradisation sèche révulsive de la région douloureuse, ou faradisation humide par excitateurs placés de chaque côté du rachis.

LUXATIONS spontanées. L'état des articulations y est souvent très amélioré par la faradisation humide de l'articulation. Excitateurs comprenant entre eux les diamètres articulaires; séances quotidiennes de 5 minutes; bobine à gros fil.

LYPEMANIE. V. *Mentales (Maladies).*

MAGNÉTIQUES (Applications). Employées dès l'antiquité comme amulettes; puis systématiquement par Paracelse et Van-Helmont. Reprises dans le cours du XVIIe siècle avec substitution d'aimants artificiels aux minerais magnétiques (Hell, Mesmer); puis, vers 1765, par Unger, Deiman et Le Noble, par Andry et Thouret, 1780; actuellement par Vigouroux avec des électro-aimants.

Les cas dans lesquels Andry et Thouret ont vu les effets curatifs se manifester immédiatement ou au bout d'un temps très court sont : Vives douleurs de la face 3, douleurs rhumatismales 2, douleurs erratiques 2, douleurs de dents 2, diminution ou sédation d'états convulsifs 3, toux nerveuse 1, impressions de crampes à la poitrine et dans les jambes 2, palpitations 3, tremblements et tressaillements involontaires 2, sensation de froid habituel des pieds et de frissons irréguliers 2.

Aucune règle définissable n'a encore présidé à ces applications. Quant à l'explication du mode d'action des aimants, elle me paraît devoir être analogue à celle que j'ai proposée pour les applications *métalliques* (V. ce mot), une influence directrice des aimants sur les courants physiologiques ou pathologiques qui sillonnent incessamment les tissus.

MAIN. V. *Contracture, Crampe des écrivains.*

MALADIES aiguës (Électrisation dans les). V. *Fièvre.*

— **chroniques**. Les indications causales en dominent la thérapeutique. Dans toutes, l'électrisation rend ou sera appelée à rendre des services, quelquefois comme médication de quelqu'une des causes, très souvent comme médication du symptôme.

MAMELLE. *Engorgements*. V. ce mot. — *Névralgie*. V. *Douleurs*. — *Névromes*. V. ce mot. — *Phlegmon*. V. *Abcès*. — *Kystes*. V. ce mot.

MANIE. V. *Mentales (Maladies)*.

MATRICE. V. *Utérus*.

MÉDICATIONS **électriques**. Ne jamais perdre de vue ici, comme dans toute institution d'une médication, que le traitement du symptôme ne saurait empêcher de tenir compte des indications causales. Dans un grand nombre d'affections communément justiciables de l'électricité, les indications causales sont d'ordre diathésique, et souvent on a raison, après les avoir remplies, de symptômes contre lesquels l'électrisation employée de la façon la plus correcte avait d'abord échoué.

MÉLANCOLIE. V. *Mentales (Maladies)*.

MÉNINGITE. Y essayer, au début, la voltaïsation continue polaire par large excitateur positif appliqué sur la tête; séances longues (?).

— **cérébro-spinale**. Y essayer, au début, la voltaïsation continue ascendante de la région rachidienne (?).

MÉNOPAUSE. V. *Age critique* (Accidents de l').

MÉNORRHAGIE. Tenir compte tout d'abord des indications et contre-indications causales, et V. *Métrorrhagie*.

MENTALES (**Maladies**). Il n'est pas douteux que les pratiques électrothérapiques soient appelées à jouer un grand rôle dans la cure, au moins palliative, des maladies mentales. Jusqu'ici, l'électricité y a été fort peu employée et ne l'a guère été qu'à titre d'expédient empirique. Des vues systématiques devront présider aux essais à entreprendre. On me permettra d'exposer celles qui m'ont guidé dans quelques circonstances trop rares pour autoriser des conclusions générales et précises.

C'est d'après les symptômes par lesquels elles s'accusent qu'on a classé les vésanies. Ici, comme pour toutes les névroses, je distingue trois formes : 1° une forme *paralytique*, comprenant les affections dites *dépressives* ; 2° une forme *hyperismique*, répondant aux affections où domine l'*exaltation* ; et 3° une forme *ataxique*, caractérisée surtout par les conceptions *délirantes*. Comme pour les autres névroses, j'ajouterai que les deux dernières formes n'accusent que des ruptures d'équilibre, et rentreront dans la première quand les expressions symptomatiques feront place, comme base de classification, à la notion des lésions initiales.

Quoi qu'il en soit, c'est la thérapeutique du symptôme qui a cours, et, que l'on considère sa valeur comme absolue ou comme relative, question que je ne veux pas examiner ici, on ne peut nier qu'elle rende des services.

Aux formes paralytiques ou dépressives se rattachent le crétinisme, l'idiotie, la démence, la stupeur, les mélancolies et les lypémanies. Les excitations par tous les procédés d'électrisation électro-statique ont été vantées dans le crétinisme et l'idiotie (Poggioli). Dans ces formes, comme dans toutes les formes dépressives, je conseillerais la voltaïsation rachidienne ascendante, qui m'a donné de très beaux résultats dans deux cas de démence simple pris à une époque voisine de leur début.

Je serais, avec des visées différentes, tenté d'agir de même dans les formes exubérantes, en raison de l'action sédative de la voltaïsation ascendante de la moelle, action que je rattache à une excitation nutritive exercée sur elle, et, par là, à une action sédative sur le cerveau, dont je la considère comme le frein.

Il est plus difficile de formuler des indications générales dans les formes ataxiques. Mais ici, comme d'ailleurs dans les formes précédentes, j'admets que le désordre est en rapport avec l'inertie d'un centre cérébral, inertie liée, souvent au moins, à des lésions nerveuses périphériques sur lesquelles nous pouvons agir. On sait, par exemple, combien sont fréquentes, notamment dans les formes dépressives, des paralysies et des perversions de la sensibilité qui ne peuvent manquer d'influencer la manière d'être des idées, et qui, bien que le plus souvent sous la dépendance de l'état morbide central, peuvent être directement influencées et réagir sur lui.

La voltaïsation continue par longues applications de courants faibles a été employée avec quelque succès chez des hallucinés (Hiffelsheim). La faradisation cutanée sèche a été dirigée contre l'analgésie, qui se rencontre non seulement dans les vésanies avec dépression, mais dans les formes exubérantes de la folie (Auzouy). Elle a été aussi employée chez les lypémaniaques comme moyen coercitif; mais ce n'est pas là de la thérapeutique.

Je conseille la voltaïsation continue polaire positive de quelque région céphalique dans les formes délirantes qui s'accompagnent d'excitation, et la voltaïsation continue centripète de la région rachidienne dans les cas où l'exaltation cérébrale coïnciderait avec de la dépression spinale. Les séances très longues, avec des courants peu intenses, doivent-elles être préférées aux séances courtes avec des courants de moyenne intensité ? — Il appartient à une expérience ultérieure de l'établir.

La décharge oscillante par souffle ou par aigrettes, équivalant à une voltaïsation par courants très faibles de très haute tension, mérite aussi d'être expérimentée.

La faradisation cutanée révulsive et la faradisation humide par courants d'une bobine à fil fin restent indiquées comme médication des symptômes anesthésiques.

Je rappellerai, enfin, que la classification symptomatique que j'ai proposée pour les vésanies comme pour les autres névroses, les divisant en paralysies, hyperismies et ataxies, est applicable aussi bien aux névroses de l'*instinct* qu'à celles de l'*entendement*. Aussi suis-je persuadé, bien que cette conclusion puisse paraître prématurée, que l'électrisation aura un jour un rôle à jouer dans l'éducation des sujets organiquement vicieux.

MENSTRUATION. V. *Aménorrhée, Dysménorrhée, Ménorrhagie.*

MERCURIELLE **(Intoxication)**. On a préconisé la voltaïsation continue (V. *Bains électriques*) comme moyen d'extraire le mercure du corps. C'est une illusion.

Contre le tremblement mercuriel : voltaïsation continue rachidienne ascendante.

MÉTALLIQUES **(Applications)**. V. *Métallothérapie.*

MÉTALLOTHÉRAPIE. Applications sur la surface cutanée de rondelles, lames, ceintures de divers métaux (Burq, 1848). Utiles contre divers symptômes nerveux, notamment contre les troubles de la sensibilité chez les hystériques, et contre les crampes d'origine quelconque.

Suivant le fondateur de la méthode, ces applications agiraient en raison de vertus propres, inhérentes aux divers métaux. Récemment, l'école de la Salpêtrière a tenté d'expliquer les phénomènes en admettant que les métaux sont attaqués et constituent des électromoteurs.

Prévoyant cette théorie en 1861, je n'avais pas cru pouvoir l'admettre; je pensais et crois encore que les phénomènes observés s'expliquent mieux par des dérivations des courants physiologiques. Cette interprétation trouverait sa justification dans ce fait que j'ai pu obtenir des effets semblables par l'application de plaques de charbon.

Les actions différeraient suivant la nature du métal employé. On commence généralement par le laiton, après quoi on essaye l'or, l'argent, etc. V. *Anesthésies hystériques, Crampes, Dysphagie, Migraines.*

MÉTASTASES. Peuvent être souvent prévenues ou combattues utilement par *dérivation* ou *révulsion.* V. ces mots.

MÉTRITE CHRONIQUE. V. *Utérus, Engorgement.*

MÉTRORRHAGIE. Faradisation utérine (V. *Utérus*), immédiate autant que possible. Courants de faible tension, d'intensité assez rapidement croissante; séances courtes : 2 minutes, au plus 3. Dans la métrorrhagie accidentelle, dans celle causée par les fibromes, dans celle consécutive à l'accouchement, dans la ménorrhagie.

MIGRAINE. V. *Céphalalgie.*

MOELLE ÉPINIÈRE. Commotion et contusion récentes. Faradisation humide de toute la région; séances de 3 à 5 minutes; gros fil. — **anciennes.** Voltaïsation continue ascendante de la région rachidienne; durée des séances en raison inverse de la quantité des courants.

— **Compression.** Ne pas tenter de traitement sans avoir préalablement établi le diagnostic étiologique. Pour les symptômes, V. *Paralysie, Douleur, Convulsions.*

— **Inflammation**. V. *Myélite* et *Paralysies spinales*.

— **(Voltaïsation de la)**. La voltaïsation ascendante de la région rachidienne, par large tampon positif appliqué sur le sacrum et tampon négatif en haut de la nuque, est une des pratiques que je tiens pour les plus fréquemment utiles : j'ai trouvé en elle le plus puissant sédatif dont j'aie pu constater les effets et un reconstituant indirect de premier ordre. Séances de 3 à 5 minutes par courants de moyenne intensité. Pour les vues théoriques qui m'ont conduit à y recourir, V. p. 31 et 32.

MONOMANIE. V. *Folie*.

MORPHINISME. L'électricité a ici un double rôle à jouer :

1° Prévenir le morphinisme en rendant inutile l'emploi des préparations d'opium : je ne m'en suis encore jamais servi. Lorsque l'électricité est maniée avec discernement et persévérance, il n'est peut-être pas de douleur qu'elle ne permette de supprimer, au moins temporairement, ou d'atténuer aussi bien que peuvent le faire les narcotiques.

2° Les accidents de morphinisme établis, l'électricité a encore à intervenir : pour calmer les phénomènes douloureux accidentels, ce à quoi on peut arriver par des procédés variés (V. *Douleur*); pour restaurer l'innervation centrale, par la voltaïsation ascendante de la moelle épinière; pour restaurer l'innervation gastrique, par la voltaïsation ascendante du pneumogastrique droit (V. *Pneumogastrique*).

L'intoxication par l'opium rendant le sujet réfractaire, dans une mesure plus ou moins notable, à l'action de l'électricité, il y faudra, surtout au début, insister avec persévérance.

MUSCLES (**Maladies des**). V. *Contusion, Hernies, Hyperplasie conjonctive, Contracture, Paralysies, Atrophie*.

MYÉLITE **chronique**. La voltaïsation continue rachidienne ascendante, sacro-postcervicale, y est inoffensive; est-elle utile, au moins dans une mesure restreinte? Je suis très disposé à l'admettre, surtout d'après mes observations sur la paralysie spinale infantile récente.

— **aiguë**. V. *Inflammation, Fièvre*.

MYÉLOPLAXES (**Tumeurs à**). Il y aura souvent avantage

à détruire sur place ces tumeurs par la chimicaustie. V. *Cautérisation* et *Chimicaustie.*

MYODYNIE. Voltaïsation continue longitudinale des muscles douloureux; ou par excitateur positif étalé sur les muscles, et négatif sur la colonne vertébrale, au-dessus du point d'origine de leurs nerfs. V. *Rhumatisme* et *Atrophie.*

NŒVUS. V. *Érectiles* (Tumeurs).

NASOPHARYNGIENS (**Polypes**). Enlever par ligature volta-chimique ou thermo-voltaïque (V. *Écrasement linéaire*) la portion du polype qui peut être embrassée par l'anse caustique.

Pour le reste de la tumeur, détruire par la chimicaustie les parties accessibles ou rendues telles par une opération préliminaire, à moins qu'elles soient facilement accessibles au caustique Filhos ou au thermocautère de Paquelin.

NAUSÉE. La voltaïsation continue ascendante du pneumogastrique droit (V. *Pneumogastrique*), fait cesser, souvent immédiatement, les nausées de l'indigestion, de l'embarras gastrique, de la coqueluche, de la lithiase biliaire, quelquefois celles de la grossesse ou des maladies utérines.

A essayer dans les nausées du mal de mer.

NÉPHRALGIE. V. *Coliques néphrétiques.*

NÉPHRÉTIQUE. V. *Coliques.*

NERFS. V. *Paralysies, Douleur, Convulsions.*

NERVOSISME. État névropathique complexe, à limites non encore définies, qui mérite de figurer dans le cadre nosologique, au moins provisoirement, au même titre que l'hystérie. Bouchut en admet plusieurs formes caractérisées par la prédominance d'un trouble fonctionnel spécial : cardiaque, cérébro-spinal, gastrique, utérin, douloureux, spasmodique, etc. V. *Anémie, Chlorose, Palpitations, Irritation spinale, Dyspepsies, Hystérie* et *Utérus, Paralysies, Douleur, Convulsions.*

NÉVRALGIES ou, mieux, ALGIES. V. *Douleur.*

NÉVRITE. V. *Douleur, Hyperesthésie, Fièvre.*

NÉVROME. Tous les accidents locaux, douloureux, convulsifs, paralytiques, peuvent être causés par l'existence de névromes d'une localisation donnée. Nombre d'accidents généraux ou erratiques sont le fait d'exsudats qu'on peut, jusqu'à un certain point, considérer comme des névromes diffus. Cette dernière condition se trouve réalisée dans certains états diathésiques. Nous avons insisté sur les indications qui en découlent. V. *Médication électrique.*

Les névromes bien circonscrits pourraient être détruits par la cautérisation sous-cutanée (V. *Cautérisation*); mais ce procédé serait sans doute ici fort douloureux.

NÉVROPATHIES, NÉVROSES, V. *Paralysies, Douleur, Convulsions, Folie.*

Se bien pénétrer de ce fait qu'il n'y a plus de *névroses essentielles,* d'affections sans lésion, comme on l'a longtemps professé et comme on l'admet encore implicitement tous les jours. La lésion se rencontre dans le point ostensiblement affecté ou dans un point éloigné de celui-ci; elle est de cause locale directe, comme dans le traumatisme; générale, comme dans les affections diathésiques et les empoisonnements; d'ordre réflexe, lorsqu'elle découle de l'action du froid, par exemple, ou d'une affection de quelque autre partie.

Ce n'est qu'après une enquête portant sur ces différents points qu'on est autorisé à arrêter un plan de traitement. Nombre d'insuccès des médications électriques doivent être attribués à ce qu'elles ont été instituées sans cette précaution, sur une simple indication symptomatique.

NIDOREUSES (Éructations). V. *Dyspepsie.*

NYMPHOMANIE. Faradisation du vagin par speculum plein négatif; circuit fermé sur l'hypogastre; bobine à gros fil; séances de 5 minutes.

Faradisation utéro-vulvaire avec mon excitateur construit *ad hoc.* Calotte utérine positive, pavillon vulvaire négatif. Bobine à gros fil; courants forts; séances de 3 minutes.

Voltaïsation rachidienne ascendante; séances de 10 à 20 minutes; courants faibles.

Tenir compte des affections concomitantes de l'appareil génital (V. *Utérus*), et des prurits diathésiques.

OBÉSITÉ. Bains électriques de l'auteur (V. *Bains électriques*). Ne pas perdre de vue les indications hygiéniques et celles fournies par l'état diathésique.

OBSTRUCTION intestinale. V. *Intestinal.*

— de la trompe d'Eustache. Faradisation humide par excitateur retro-nasal et excitateur auriculaire. Orientatation indifférente; gros fil; séances de 3 minutes.

Dans les cas d'obstruction avec rétrécissement, chimicaustie voltaïque négative, par mandrin olivaire métallique contenu, jusqu'à l'orifice pharyngien, dans une sonde isolante. Exécutée d'abord par fermeture sèche du circuit dans le conduit auditif; pile de moins de 4 volts; séance de 2 minutes (Mercié). Ce courant est manifestement insuffisant. Reprise par Baratoux : fermeture humide sur l'apophyse mastoïde; courant de 4 à 5 milliampères; séance de 5 minutes. Je crois encore ici le courant un peu faible; on peut lui donner plus d'intensité, ou à l'opération plus de durée, en fermant le circuit dans la main et opérant le sujet couché.

ODONTALGIE. V. *Dents.*

ŒDÈME. Électrisation statique par frictions.
Faradisation généralisée ou largement localisée.

ŒIL (Électrisation de l'). Il est facile de faradiser le globe de l'œil en masse ou d'agir sur ses diverses parties par des excitateurs appropriés.

Les pratiques de la voltaïsation y sont plus embarrassantes (V. *Orientations*). L'œil reçoit des filets nerveux de toute nature, et, par conséquent, de toute direction, accessibles seulement en des points périphériques ou très voisins de la périphérie, et dans une région où la dispersion des courants est facile. C'est donc sous toutes réserves que je donne ici, d'après les auteurs qui ont entendu pratiquer la voltaïsation longitudinale des nerfs de l'œil, des indications d'orientation. Benedikt, appliquant l'excitateur positif sur le front et promenant le négatif autour de l'orbite, prétend pratiquer la voltaïsation « centripète du trijumeau ». Giraud-Teulon pratique la voltaïsation « ascendante de l'œil » en appliquant l'excitateur positif sur le front, et le négatif sur la tempe ou sur la nuque. Erb, Driver, appliquent l'excitateur positif sur la nuque ou derrière l'apophyse mastoïde, et le négatif sur le front, la tempe, les paupières fermées; ils considèrent cette voltaïsation comme centrifuge, ce qui est exact, au moins au point de vue de l'innervation motrice. Le Fort, appliquant un pôle sur chaque tempe, ne se préoccupe pas de la direction du courant, mais seulement de modifier la nutrition dans la partie moyenne de son trajet. On verra, dans les divers articles où j'indique la voltaïsation de l'œil, que je me suis attaché à la voltaïsation polaire, tantôt positive et tantôt négative, au moyen d'un tampon humide appliqué sur les paupières fermées, en vue de créer localement une sphère d'instabilité chimique, avec prédominance acide ou alcaline, fermant le circuit d'abord sur la nuque, aujourd'hui de préférence dans la main par un rouleau de charbon recouvert de peau mouillée.

ŒSOPHAGISME. Voltaïsation continue par large excitateur positif appliqué sur l'épigastre; excitateur négatif à la partie supérieure de la nuque ou au devant du cou, au niveau du pneumogastrique droit, entre les attaches sternale et claviculaire du sterno-mastoïdien. Séances de 3 minutes par courants de quantité moyenne, ou plus longues par courants plus faibles.

OPACITÉS. V. *Cornée, Corps vitré.*

OPPRESSION. V. *Dyspnée, Asphyxie.*

ORBITE (Lipome de l'). V. *Lipome.*

— **(Phlegmon de l').** Ouverture par l'acupuncture voltaïque négative. V. *Cautérisation* et *Acupuncture.*

ORCHITE aiguë. Voltaïsation continue, la tumeur reposant sur l'excitateur positif; excitateur négatif sur le trajet du cordon, au niveau de l'orifice externe du canal inguinal; séances de 3 à 5 minutes par courants moyens (Chéron et Moreau Wolf). Nous avons, avec Mallez, vérifié fréquemment l'efficacité de ce traitement, souvent complet en une semaine ou moins, et n'obligeant même pas à garder la chambre.

— **chronique.** Même traitement, en faisant précéder, à une heure au moins d'intervalle, les séances de voltaïsation continue d'une séance de faradisation humide de la tumeur. Gros fil; séances de 3 à 5 minutes.

OREILLE (Bourdonnements d'). Voltaïsation continue polaire positive du conduit auditif. Excitateur auriculaire positif dans le conduit auditif; circuit fermé derrière l'apophyse mastoïde (G. Desarènes) ou dans la main du même côté ; courants d'intensité moyenne ; séances de 3 minutes. Les bourdonnements cessent pendant la voltaïsation, alors même qu'ils doivent reprendre aussitôt après avec la même intensité.

ORGEOLET chronique. Cautérisation volta-chimique négative avec l'extrémité mousse d'un stylet de trousse. Circuit fermé dans la main. V. *Chimicaustie.*

ORIENTATIONS. Dans la *faradisation*, on regarde généralement l'orientation comme indifférente en thérapeutique. Il est des cas cependant où des préférences ont été formulées. Celles-ci se fondent sur deux indications : 1° Placer l'excitateur négatif, au niveau duquel l'état variable a le plus d'énergie, au niveau de la partie sur laquelle on veut porter la plus forte excitation ; 2° Pour la même raison, placer l'excitateur négatif sur le moins sensible des points d'application choisis ou subis. Les deux indications seront souvent remplies en même temps ; sinon on verra à laquelle donner le pas.

Dans la *voltaïsation polaire*, on vise surtout l'action chimique des pôles : acide pour l'électrode positive, alcaline pour l'électrode négative. On a reconnu à chacune de ces applications des propriétés résolutives ; mais il est certain qu'elles ne le sont pas toutes deux ou ne le sont pas à un même degré dans un cas donné. C'est à l'expérience qu'il convient d'établir quel est, pour chaque cas, la meilleure orientation.

Dans la *voltaïsation longitudinale*, tous ou presque tous les auteurs ont commencé par prescrire constamment les courants centrifuges, se fondant sur la direction centrifuge du courant *nerveux fonctionnel* auquel on voudrait apporter « du renfort ». Cela n'est vrai que si l'on n'envisage que l'excitation motrice. J'ai, au contraire, donné presque constamment la préférence aux courants centripètes, qui agissent dans le sens du courant *électrique* propre des nerfs, du courant *nutritif*, courant qui peut être le même pour les nerfs sensitifs que pour les nerfs moteurs, et dont la résultante au moins est centripète.

Dans la *galvanisation*, les orientations seront les mêmes que dans la voltaïsation. Je rappellerai seulement ici que l'organisme faisant partie de la pile, le courant y est dirigé du zinc au collecteur, et que c'est sous le zinc qu'est la surface positive.

Dans l'*électrisation statique*, le signe de la source donne de suite l'orientation. Supposons la positive : le courant sera toujours dirigé, à travers le patient, de la source à la terre ou à l'atmosphère, soit qu'on pratique l'irroration, où la lacune est située entre la source et le patient, soit qu'on pratique l'exhaustion, dans laquelle la lacune se trouve entre le patient et la terre. Dans l'électrisation par deux pointes, l'orientation est évidente du moment que les signes des pôles de la machine sont connus.

OVAIRE (Rhumatisme de l'). Une des expressions les plus communes de l'arthritisme chez la femme (Tripier).

Pendant la période pyrétique, tamponnement du vagin avec pommade à l'extrait de digitale au cinquième. Quand il ne reste que la douleur, faradisation sèche, révulsive, de la région hypogastrique, précédée de faradisation de l'utérus par le procédé que fera choisir une double indication. V. *Utérus.*

— **(Kystes de l').** V. *Kystes* et *Ovariotomie.*

OVARIOTOMIE (Tripier, Semeleder). Opération qui consiste à pénétrer dans les kystes ovariques par une ponction accompagnée de cautérisation tubulaire, et à mettre ainsi leur cavité en communication permanente avec l'extérieur. Après quoi, on peut les attaquer à loisir et, par des moyens variés, tenter d'en détruire sur place les diverses loges à mesure de leur développement successif. V. *Chimicaustie* et *Cautérisation tubulaire.*

OZÈNE *et catarrhe chronique des fosses nasales.* Chimicaustie négative ou positive, suivant la forme sèche ou humide, hyperplasique ou atrophique, du catarrhe nasal, par excitateur métallique déployé en éventail dans les fosses nasales. (G. Desarènes et Mercié.) Bons résultats en plusieurs séances. J'ai essayé de la voltaïsation continue polaire négative sans cautérisation, au moyen d'une électrode protégée : les résultats sont encore satisfaisants; plusieurs séances sont nécessaires; je les fais à 10 ou 15 jours d'intervalle.

PALPITATIONS. Voltaïsation continue ascendante du pneumo gastrique gauche. V. *Pneumogastrique.*

PARACOUSIE. V. *Bourdonnements d'oreilles.*

7

PARALYSIES. D'une manière générale : abolition d'une fonction. S'entend, dans l'usage, de la perte des aptitudes fonctionnelles des systèmes musculaire ou nerveux.

Paralysies du mouvement (Acinésies). Musculaires ou nerveuses.

Sans nier qu'il puisse exister des *paralysies primitivement musculaires*, je crois que la clinique n'en a pas encore offert d'exemple authentique. Dans tous les cas présentés jusqu'ici comme exemples de paralysies musculaires, l'affection musculaire m'a paru consécutive à une lésion nerveuse. N'admettant pas la paralysie musculaire primitive, je ne saurais lui conseiller un traitement.

Les *paralysies nerveuses* sont de deux ordres : *cérébrales ou spinales.*

Paralysies cérébrales, dans lesquelles les parties paralysées sont soustraites à l'influence cérébrale, volontaire. Les mouvements réflexes y sont conservés; le plus souvent, même, la motricité réflexe s'y montre, momentanément au moins, exagérée. *La contractilité musculaire, interrogée avec la faradisation, y est intacte ou exagérée* (Marshall Hall). *La contractilité s'y montre intacte ou exagérée quand on l'interroge avec l'état variable de courants de grande tension et de très faible quantité; diminuée, quand on l'interroge avec des courants de quantité sans tension* (Tripier). Je me demandais, toutefois, les courants de quantité sans tension employés dans mes expériences étant surtout des courants de piles ou d'appareils magnéto-faradiques, si la durée des variations d'état, durée appréciable dans ces machines, ne devait pas entrer en ligne de compte, et reconnaissais n'en avoir pas fait la part. Or celle-ci a été faite par d'Arsonval, qui l'a montrée prépondérante. Il a établi, en effet, que, quelles que soient la quantité et la tension des courants excitateurs, *la soudaineté de leur action provoque surtout les réactions nerveuses, tandis que les réactions musculaires ont besoin pour se produire que l'excitation ait une durée appréciable.*

Les *paralysies cérébrales* sont celles par *tumeur, hémorrhagie* ou *ramollissement cérébral* (Marshall Hall), — la *paralysie générale des aliénés* (Duchenne et Brière de Boismont), — quelques rares *paralysies générales sans aliénation,* encore mal définies cliniquement (Duchenne), — la paralysie des membres dans la *paralysie alterne* (Duchenne),—la *paralysie glosso-labio-pharyngée* (Duchenne), — certaines paralysies par *compression de la moelle* (Duchenne), — les *paralysies diphthéritiques* (Duchenne), — les *paralysies syphilitiques* (Tripier).

Quand la restauration des lésions, causes de la paralysie, est présumable, les sollicitations de l'*électrisation variable* sont souvent capables d'amener progressivement le réveil des excitations physiologiques dans les cas où il n'a pas lieu spontanément. Dans ces circonstances pathologiques, tous les procédés d'électrisation variable semblent jusqu'ici compter les mêmes succès; c'est à l'avenir qu'il apppartient de faire entre eux des études comparatives, en l'absence desquelles nous nous contenterons de renvoyer, pour les indications opératoires, aux articles *Electrisation variable*, p. 19 et 28.

Avant la période de restauration, où sont indiquées les applications variables, on se trouvera souvent bien de recourir à propos, et suivant les indications spéciales à chaque cas, soit à la voltaïsation continue longitudinale ascendante de la région rachidienne, soit à la voltaïsation continue polaire positive des parties de la tête au niveau desquelles siège la lésion. Pour le manuel, voyez les procédés d'électrisation continue : *Procédés opératoires*, p. 21, 22, 24.

Paralysies spinales, dans lesquelles les parties paralysées sont soustraites à l'influence du centre spinal, et où la motricité réflexe est, aussi bien que la motricité volontaire, amoindrie ou abolie. *La contractilité musculaire, interrogée avec les courants volta-faradiques, s'y montre diminuée ou perdue* (Marshall Hall). *La contractilité musculaire s'y montre conservée ou même exagérée dans les paralysies incomplètes, quand on l'interroge avec les courants de quantité sans tension des moteurs voltaïques* (Tripier). Les réserves qu'ici encore je faisais à l'endroit de l'influence non étudiée de la durée de la variation d'état se sont trouvées justifiées par les expériences de d'Arsonval qui viennent d'être rappelées, expériences établissant la part de cette durée dans l'excitation musculaire.

Sont *paralysies spinales les paralysies par lésions traumatiques de la moelle ou des nerfs moteurs ou mixtes* (Marshall Hall), — le plus grand nombre des *paralysies progressives sans aliénation*

(Duchenne), — certaines variétés encore mal définies et groupées sous le nom générique de *paralysies spinales*, — celle *atrophique graisseuse de l'enfance* (Duchenne), — la *paralysie saturnine* (Duchenne), — la paralysie consécutive à l'*empoisonnement par l'oxyde de carbone* (Tripier), — l'*hémiplégie faciale rhumatismale* (Duchenne), — les *paralysies consécutives aux fièvres continues ou éruptives* (Duchenne).

Dans toutes ces affections, l'usage parallèle de la faradisation voltaïque et de la voltaïsation discontinue fournit les contributions les plus utiles au diagnostic, en même temps qu'il permet d'en suivre la marche progressive ou régressive.

Quant au traitement, je ne puis que renvoyer à ce qui vient d'être dit au sujet des paralysies cérébrales. Les divers modes d'électrisation variable y sont utiles quand la lésion cause est réparée ou en voie de réparation.

La voltaïsation discontinue provoquant mieux les contractions musculaires que la faradisation dans les paralysies spinales incomplètes, on a cru pouvoir en conclure qu'elle y était plus utile au point de vue du traitement. Ce raisonnement est boiteux ; mais la conclusion pratique en peut être bonne ; c'est une chose à voir.

Enfin, la voltaïsation continue y a été recommandée ; mais cette recommandation, émanant d'auteurs qui comprennent sous l'étiquette *continue* surtout la voltaïsation *discontinue*, est sans valeur jusqu'à ce qu'elle ait été contrôlée.

Réservant mon opinion sur la valeur de la voltaïsation continue comme médication du symptôme dans les paralysies, je crois qu'elle peut y être quelquefois utile comme traitement de la cause, et y emploie souvent, avec des résultats variables, mais le plus habituellement favorables, la voltaïsation continue ascendante de la région rachidienne.

Paralysies de nature indéterminée. La nature cérébrale ou spinale de quelques paralysies insuffisamment définies ou mal étudiées est encore indéterminée ou sujette à contestation. Telles sont les paralysies *alcooliques, hystériques, rhumatismales*. J'incline à regarder comme cérébrales les paralysies hystériques et alcooliques, et comme spinales les paralysies dites rhumatismales ; mais les cas sont nombreux où des praticiens très autorisés portent des diagnostics en désaccord avec ces vues. Il y a lieu de reprendre les observations à cet endroit; après quoi les sollicitations de l'état variable fourniront un moyen important de diagnostic différentiel.

C'est surtout dans les paralysies dites hystériques et dans les paralysies rhumatismales que l'électrisation *sous toutes ses formes* se montre utile. Ce fait s'explique naturellement par le peu de gravité des lésions dans les cas compris sous ces désignations.

Paralysies de la sensibilité. V. *Anesthésies*.

Paralysies viscérales. V. *Viscérales, Inerties*.

PARAPLÉGIES. V. *Paralysies*. Les paraplégies réflexes sont généralement admises comme très communes. Je les crois, au contraire, assez rares, et regarde comme premiers symptômes de quelque affection spinale certaines affections des voies urinaires ou de l'appareil génital qui passent généralement pour être les causes de la paraplégie.

PEAU. L'électrisation statique, par bain et exhaustion, aurait procuré la guérison de « dartres volantes et farineuses »; les résultats auraient été moins favorables sur les « dartres encroûtées, miliaires et vives »; enfin les mêmes procédés rappelleraient quelquefois les éruptions supprimées (Sigaud de la Fond). De nos jours on a, notamment en Amérique, employé dans le traitement des dermatoses, tantôt isolément, souvent concurremment avec l'usage des moyens médicamenteux, les divers procédés d'électrisation, surtout la *voltaïsation centrale*. (V. ce mot.) L'expérience de ces traitements fait complètement défaut, et je ne suis en mesure ni de les conseiller, ni, par conséquent, d'en formuler les indications.

PERTES. V. *Métrorrhagie*.

— **blanches.** V. *Leucorrhée*.

PHLEGMON. V. *Abcès*.

PHOTOPHOBIE. Voltaïsation continue polaire positive du globe oculaire. Circuit fermé derrière la nuque ou dans la main du même côté.

PHTISIE. Faradisation des muscles thoraciques et inter costaux;

excitateur positif promené le long des gouttières vertébrales ; négatif sur les muscles ; courants faibles ; séances de 5 à 6 minutes (Bastings).

Contre les congestions intercurrentes et les hémoptisies abondantes, V. *Dérivation.*

Contre les douleurs intercostales, V. *Révulsion.*

Contre la dyspnée, V. *Asphyxie.*

Pour les contre-indications, V. *Fièvre.* La fièvre hectique ne constitue pas une contre-indication absolue.

L'électrisation statique est contre-indiquée dans la phtisie (Sigaud de la Fond).

PHYSOMÉTRIE. Traiter la cause. V. *Utérus, Hystérie.*

PLEURÉSIE **chronique.** La faradisation révulsive de la paroi thoracique est un bon adjuvant des moyens qu'on emploie pour éviter d'en venir à la thoracentèse. V. *Révulsion, Thoracentèse.*

PLEURODYNIE. Faradisation révulsive de la paroi thoracique. V. *Révulsion.* Voltaïsation continue polaire positive ; circuit fermé sur la nuque.

PNEUMATOSES. V. *Tympanite, Physométrie.*

PNEUMOGASTRIQUES (**Voltaïsation des nerfs**). La voltaïsation continue des pneumogastriques est souvent indiquée, généralement ascendante. Je la pratique au moyen d'un large excitateur positif appliqué sur l'épigastre, pour le pneumogastrique droit, sur la région du cœur pour le pneumogastrique gauche ; le circuit est fermé par l'excitateur négatif placé au-devant du cou, à droite ou à gauche, suivant le nerf sur lequel on veut agir, au niveau de son passage entre les insertions sternales et claviculaires de chaque sterno-mastoïdien. Le circuit peut encore se fermer en plaçant l'excitateur négatif à la partie supérieure de la nuque. Avec un courant de moyenne intensité, les séances ne doivent pas dépasser 3 minutes.

POLLUTIONS. Voltaïsation continue rachidienne ascendante. Séances de 3 minutes, quantité moyenne ; ou séances plus longues avec courants de quantité moindre.

POLYPES. V. *Écrasement linéaire, Chimicaustie, Thermocaustie.*

POLYSARCIE. V. *Obésité.*

POUMON. *Apoplexie pulmonaire.* La prévenir par *dérivation* (V. ce mot). Accident assez fréquent de la ménopause, surtout chez les arthritiques (Tripier). V. *Age critique.*

PRIAPISME. Voltaïsation ascendante de la région rachidienne. Faradisation rachidienne révulsive.

PROSTATE. Hypertrophie simple. Faradisation recto-uréthrale. Excitateur positif contre la prostate, dans le rectum ; excitateur négatif dans l'urèthre, au niveau de la prostate. Séances quotidiennes de 5 minutes.

— **Hypertrophies fibreuse, calculeuse, tuberculeuse.** Ces affections devront conduire à établir, par le rectum, au moyen de la chimicaustie négative, des fistules prostatiques. Dans le cas d'hypertrophie fibreuse, attaquer ainsi la prostate par des acupunctures négatives multipliées : par là on en modifiera la nutrition en même temps qu'on y opérera d'utiles pertes de substance. Je préfère, toutefois, à ces procédés, lorsqu'on a le temps d'y recourir, l'usage des suppositoires iodurés.

Lorsque les fibromes prostatiques font surtout saillie dans la vessie, les attaquer par l'urèthre par la thermocaustie voltaïque (E. Bottini). Je préfère, dans ces cas, les attaquer par la même voie par la chimicaustie négative.

— **Abcès.** Les ouvrir par la cautérisation tubulaire. V. *Cautérisation.*

PYROSIS. V. *Dyspepsies.*

RACHIALGIE. Faradisation révulsive rachidienne. Voltaïsatiou continue rachidienne ascendante.

RACHITISME. Amélioration par tous les procédés de faradisation généralisée. V. *Faradisation, Bains électriques.*

RAMOLLISSEMENT CÉRÉBRAL. V. *Paralysies.* Temps d'arrêt, et quelquefois amélioration par voltaïsation rachidienne ascendante. La voltaïsation polaire positive d'une portion de la voûte crânienne est à essayer.

RECTUM (Chute du). Faradisation par olive rectale négative, avec excitateur positif humide appuyé sur la marge de l'anus, ou par mon excitateur rectal double annulaire. Séances quotidiennes de 3 minutes; bobine à gros fil.

RECTUM (Paralysie du). Faradisation par excitateur rectal double annulaire.

Tenir compte de la cause de la paralysie, et ne pas essayer le traitement local dans les cas où elle est sous la dépendance d'une affection centrale.

Dans les paralysies qui n'intéressent pas seulement le rectum, mais une certaine étendue ou la totalité du tube intestinal, on se trouve bien de la voltaïsation continue pratiquée à l'aide d'un pôle rectal, l'autre pôle fermant le circuit au niveau du passage du pneumogastrique droit au cou, ou sur l'épigastre par une large surface.

— **(Rétrécissement du).** A l'aide d'une olive de liège ou d'une matière dure isolante quelconque, portant deux arêtes métalliques saillantes écartées sous un angle de 90 à 120 degrés, attaquer par la chimicaustie négative la paroi postérieure de l'intestin rétréci. Opération à exécuter en plusieurs temps avec des olives de volume croissant (Tripier).

— **(Voltaïsation du).** La voltaïsation du rectum, qui a donné, notamment à Boudet de Paris, de très beaux résultats dans les obstructions intestinales, doit se pratiquer avec une électrode protégée. Celle de Boudet consiste en une longue sonde isolante renfermant un mandrin métallique tubulaire qui occupe environ les deux tiers de sa longueur. Ce mandrin sert à la fois de conducteur et de canal pour pousser préalablement dans l'intestin assez d'eau salée pour créer autour de la sonde une atmosphère conductrice.

A l'excitateur de Boudet je préfère une sonde protectrice plus courte, — la sonde à injections vaginales à tête d'arrosoir, — ne dépassant pas l'ampoule rectale, avec un mandrin creux allant jusque vers son extrémité. Au lieu du lavement préalable, j'injecte, d'une façon irrégulièrement intermittente, avec le robinet à levier de Grandcollot laissé en communication permanente avec le mandrin creux, le liquide pendant l'opération. Ces injections ont pour objet d'établir d'abord, de rétablir ensuite chaque fois qu'elle diminue, la conductibilité du circuit. On juge de l'opportunité d'y recourir, de les suspendre ou de les maintenir, en observant la marche de l'aiguille du galvanomètre. Dans ces conditions, point n'est besoin de se servir d'eau salée; l'eau commune suffît, à moins qu'on cherche à ajouter une action chimique à l'action électrique.

RÈGLES. V. *Aménorrhée, Dysménorrhée, Ménorrhagie, Age critique.*

REIN (Abcès du). Les ouvrir par la cautérisation tubulaire. V. *Cautérisation* et *Chimicaustie.*

RÉSISTANCES. V. *Conductibilité.*

RÉSOLUTION par production d'hyperémies passagères. V. *Hyperémie, Engorgement.*

— par action chimique. L'action analytique des applications voltaïques ou galvaniques continues a pour effet de constituer, dans un certain rayon autour des points d'application des électrodes, une sorte d'atmosphère chimique, acide sous l'électrode positive, alcaline sous l'électrode négative. Il est admissible que la constitution de ces zones chimiques agisse comme feraient les topiques dits résolutifs. Le fait se vérifie dans nombre de cas qu'il reste à définir. Il reste à savoir notamment, si, d'une manière générale, les deux pôles sont résolutifs? S'ils le sont dans une égale mesure? Si les effets résolutifs de leur application ne sont pas surtout variables avec la nature des tumeurs ou engorgements, et quelles sont les relations de cet ordre?

RÉSORPTION. Mode de guérison des collections liquides et de quelques productions solides favorisé par la production d'hyperémies passagères au moyen de la faradisation humide, et aussi par la révulsion. La résorption est souvent aidée, enfin, par les actions électrolytiques qui accompagnent la voltaïsation continue superficielle ou mieux pénétrante. V. *Résolution.*

RÉTENTION du placenta. Favoriser d'abord le retrait de l'utérus, puis le décollement et l'expulsion du placenta ou de ses débris par la faradisation utérine répétée à intervalles suffisamment rapprochés (V. *Utérus*). S'abstenir des tentatives de décollement et d'extraction avec la main.

— **d'urine.** En cas de rétrécissement de l'urèthre, tenter le passage par la chimicaustie voltaïque. V. *Urèthre.*

Si l'opération était insuffisante ou empêchée, et qu'il en

fallût venir à la ponction suspubienne, périnéale ou rectale, la faire suivre immédiatement d'une cautérisation volta-chimique exécutée avec la canule du trocart comme électrode négative. V. *Cautérisation tubulaire*.

Contre la rétention d'urine simplement paralytique : faradisation humide avec excitateur positif au périnée, négatif au-dessus du pubis ; séances de 3 minutes ; gros fil. On se trouvera souvent bien aussi de la voltaïsation continue : excitateur positif au périnée, négatif sur les lombes ; séances de 5 minutes par courants de quantité moyenne.

RÉTINITE chronique. Faradisation du globe de l'œil par excitateur humide négatif ; circuit fermé dans la main ; gros fil ; séances de 5 à 10 minutes répétées tous les jours.

Usage parallèle des moyens dérivat'fs. V. *Dérivation*.

RÉTRÉCISSEMENT. V. *Obstruction, Urèthre*.

La chimicaustie négative a raison des rétrécissements organiques.

Une voltaïsation non caustique prolongée ne pourrait-elle pas fondre les obstacles dus à de simples engorgements? V. *Résolution*.

Une voltaïsation continue de courte durée et de médiocre intensité permettrait, enfin, quelquefois, de franchir certains obstacles devant lesquels les cathéters se trouvaient arrêtés (Crusell, Werteimber, Jardin). Il s'agit vraisemblablement, dans ces cas, des rétrécissements qu'on a appelés spasmodiques.

RÉTROFLEXION, RÉTROVERSION. V. *Utérus*.

RÉVULSION. Le but immédiatement poursuivi dans l'institution des médications dites révulsives est de modifier localement l'intensité et le rythme des phénomènes circulatoires, en y employant la provocation d'actions réflexes. C'est donc à l'appareil sensitif que doivent s'adresser les agents révulsifs. Parmi ceux-ci, les sollicitations douloureuses tiennent le premier rang ; et c'est dans les excitations de certains procédés d'électrisation variable qu'on trouve les moyens les plus sûrs de produire immédiatement ces sollicitations douloureuses, et de les produire indépendamment de toute action étrangère, de tout traumatisme notamment.

Le procédé révulseur par excellence est la faradisation pratiquée avec les courants de haute tension, bobines à fils fins, dont les circuits sont fermés au niveau de la peau, dans un espace étroit, par des excitateurs secs, par des pinceaux métalliques surtout. Pour opérer, on fait agir les deux excitateurs dans le voisinage l'un de l'autre ; le positif, généralement une olive métallique tenue de la main gauche, n'abandonnera pas la peau, sur laquelle on le promène incessamment ; le négatif, ordinairement un pinceau de fils de laiton, sert, pendant ce temps, à opérer des frictions qui doivent être légères, aussi fréquentes et rapides que possible. C'est par ses bords qu'on fait habituellement agir ce pinceau ; dans certains cas d'analgésie marquée, il peut y avoir lieu de le faire agir par sa tranche.

Les séances de révulsion faradique doivent avoir une durée moyenne d'une minute et demie; les applications d'une minute sont quelquefois un peu courtes; celles de deux minutes sont rarement nécessaires, à moins que l'on agisse sur une surface d'assez grande étendue.

On ne s'habitue pas à la douleur. Aussi convient-il de commencer par des énergies de courant aussi fortes que le patient pourra les supporter. Si ce début était trop fort, on diminuerait; mais il ne faut pas espérer pouvoir augmenter pendant l'opération l'énergie de courants d'abord trop faibles. La conduite à tenir à cet égard est donc exactement inverse de celle à suivre dans les autres applications variables, dans celles qui ont pour objet de solliciter, en vue d'une réaction fonctionnelle, les propriétés nerveuses ou musculaires.

J'ai dit plus haut que la douleur des faradisations révulsives s'obtenait indépendante de toute complication, de tout traumatisme. Les révulsions les plus énergiques peuvent être pratiquées, en effet, sans léser la peau, sans y produire autre chose qu'une chair de poule qui disparaît immédiatement et une rougeur qui ne persiste guère davantage. De là résulte la facilité de recourir à ce moyen aussi fréquemment que peuvent le comporter les indications, plusieurs fois par jour au besoin. De là sa grande supériorité sur la cautérisation transcurrente et sur les vésicatoires dans tous les cas où ceux-ci ne sont pas employés surtout comme exutoires.

Peut-il y avoir des révulsions *douces?* On a, au siècle dernier, considéré comme telle et préconisé l'électrisation par aigrettes. Le moyen est souvent utile; mais on me permettra d'ajourner une appréciation sur son mode d'action, qui est évidemment complexe.

Ne pas confondre *Révulsion* avec *Dérivation.* V. ce mot.

RHUMATISME. Dans le rhumatisme articulaire aigu, la fièvre contre-indique la faradisation.

La faradisation oscillante, les électrisations par souffle ou par aigrettes et la voltaïsation continue méritent d'être essayées. Dans ces essais, je procéderais d'abord par applications polaires *loco dolenti.*

Dans le rhumatisme articulaire chronique, faradisation humide transversale des articulations; séances quotidiennes de 5 minutes au moins. Si, à la suite de ces applications, le mouvement étant devenu plus libre, la douleur persistait, il faudrait les faire suivre, à un quart d'heure ou une demi-heure d'intervalle, d'une séance de faradisation révulsive.

Insister particulièrement sur ces moyens lorsqu'on redoute une métastase.

Dans le rhumatisme musculaire, donner la préférence à la voltaïsation polaire positive. Séances de 5 à 10 minutes si la douleur siège aux membres; de 3 seulement si elle siège à la face. La révulsion peut être indiquée dès le début si le rhumatisme est chronique d'emblée. La décharge par aigrettes a été aussi fort recommandée dans ces cas.

Contre le rhumatisme chronique erratique et contre les localisations gastro-intestinales, bains faradiques. V. *Bains électriques.*

Quelles que soient les indications fournies par les éléments *douleur* et *engorgement* (V. ces mots), ne pas perdre de vue qu'elles sont dominées par celles que fournit l'état général : régime des arthritiques; cures hydro-minérales.

SABURRAL (État). Voltaïsation continue ascendante du pneumogastrique droit. (V. *Pneumogastrique*). Les résultats sont variables comme les causes de l'état saburral ; le soulagement est le plus souvent de courte durée.

SATURNINE (Intoxication). Contre la cause, on a vanté des bains galvaniques qui, contrairement à ce qui avait été avancé, ne favorisent nullement l'élimination du plomb.

Les faradisations pénétrante et révulsive sont très utiles

contre les symptômes douloureux (Duchenne, Briquet). V. *Coliques.*

Contre les *paralysies saturnines* (V. *Paralysies spinales*) Chapot-Duvert a particulièrement vanté la voltaïsation discontinue.

SATYRIASIS. Voltaïsation continue rachidienne ascendante.

SCIATIQUE. V. *Douleur, Rhumatisme.*

SCLÉREME, SCLÉRODERMIE. Bains faradiques de l'auteur. V. *Bains électriques.*

Contre le scléreme localisé, faradisation humide de la région ; courants de faible tension, peu intenses ; séances quotidiennes de 5 à 10 minutes.

Bain électrostatique, exhaustion par frictions.

SCROFULE. Tous les procédés d'électrisation variable exercent sur la scrofule une influence générale favorable. Les procédés d'électrisation oscillante et constante méritent d'être étudiés à ce point de vue, notamment le bain électro-statique.

Le choix des procédés localisateurs sera déterminé par les doubles indications. Comme traitement général : bains faradiques de l'auteur.

SÉDATIVE (**Médication**). L'électricité, sous quelque forme qu'on l'administre, *variable aussi bien que continue*, est un sédatif puissant, à la condition d'être employée en l'absence de tout état pyrétique inflammatoire ; la fièvre hectique n'est pas une contre-indication.

Le bain faradique et surtout la voltaïsation rachidienne ascendante sont les procédés qui m'ont donné les résultats les plus complets.

SINUS MAXILLAIRE (**Abcès ou hydropisie du**). Ouverture par établissement d'une fistule perm anente avec le trocart chimicaustique nég atif. V. *Cautérisation tubulaire.*

SPASME. Contre l'état spasmodique général, V. *Sédative (Médication)*, en donnant la préférence aux applications continues, à moins que cet état soit symptomatique d'une affection utérine, auquel cas les applications variables mériteraient la préférence. V. *Utérus.*

Contre les spasmes localisés, voltaïsation continue cen tripète :

excitateur positif placé sur les muscles convulsifs; circuit fermé sur le rachis, au-dessus de l'origine des nerfs de la partie.

SPASME fonctionnel. Mêmes indications. V. *Crampe des écrivains.*

SPERMORRHÉE. Traitement d'abord sédatif. Voltaïsation continue rachidienne ascendante.

Plus tard, faradisation humide des organes génitaux : excitateurs placés sur le périnée et au-dessus du pubis; sur le périnée ou sur le pubis et dans l'urèthre.

Lorsqu'il existe en même temps de l'analgésie des organes génitaux : faradisation révulsive du scrotum, de la verge, du périnée. V. *Révulsion.*

STASE. Etat circulatoire d'une région dans laquelle l'afflux artériel étant normal ou diminué, le départ veineux est assez empêché pour avoir amené dans la partie une accumulation séreuse capable de s'organiser à la longue. La stase représente fréquemment la terminaison de congestions non jugées par inflammation.

Faradisation humide de la région. Gros fil; séances de 5 à 10 minutes. V. *Hyperémie, Congestion, Hyperplasies conjonctives.*

STÉRILITÉ. V. *Aménorrhée, Utérus, Leucorrhée, Orchite.*

STRABISME. Dans les strabismes paralytiques, faradisation localisée des muscles immobiles. Séances fréquentes d'une minute; gros fil.

STUPEUR. V. *Mentales (Maladies).*

SUDORIFIQUE (Médication). Le bain électrostatique a été donné comme un puissant sudorifique et diaphorétique. Séances de 20 minutes.

Lequel doit être préféré du bain positif ou du bain négatif? Les résultats des expériences faites au siècle dernier pour trancher ce point sont contradictoires.

SUFFOCATION. V. *Asphyxie, Asthme, Angine de poitrine, Laryngite striduleuse, Hystérie.*

SURDITÉ. Certaines surdités ont cédé aux procédés de l'électrisation variable; mais lesquelles? — Le diagnostic étiologique prochain et le pronostic offrent des difficultés d'où l'on n'est pas encore sorti. C'est par l'élimination des causes organiques incurables qu'on arrive à un pronostic conjectural favorable.

La faradisation m'a donné quelques succès et nombre d'insuccès; j'y emploie une bobine à fil fin ou moyen.

L'électrisation statique aurait souvent réussi autrefois, même dans des surdités « de naissance »; Mauduyt y recommande l'électrisation d'une oreille à l'autre par deux pointes. . V. *Procédés opératoires*, p. 21.

SURDI-MUTITÉ. Le plus grand nombre des surdi-mutités improprement dites de naissance sont des surdités acquises de l'ordre des paralysies spinales (Tripier). Partant de cette donnée, j'y ai considéré la faradisation humide comme indiquée : excitateur auriculaire négatif dans le conduit auditif externe; circuit fermé dans la main. Bobine à gros fil; séances de 3 minutes.

La voltaïsation continue rachidienne ascendante y pourrait être un adjuvant utile.

Voir ce que donnerait l'électrisation par deux pointes, comme ci-dessus.

SYMPATHIQUE (**Voltaïsation du**). La voltaïsation continue du sympathique joue un grand rôle dans les publications de Remak et des auteurs à sa suite. Je ne saurais voir là qu'une mystification, et crois que le sympathique n'y est pas plus en cause que la galvanisation « *continue* » (V. *Voltaïsation*, p. 5.) Le sympathique n'est accessible qu'au cou ; et, en dehors des ganglions cervicaux, il est, moins qu'un autre nerf, accessible aux dérivations dont nous nous contentons à défaut de moyens de localisation plus exacts. Au cou, même, si l'on écarte quelques observations de laboratoire qui n'ont rien établi de précis, les épreuves cliniques n'ont donné jusqu'ici aucun résultat qui soit nettement imputable à l'action exercée sur ce nerf.

SYNCOPE. La syncope doit être signalée ici comme un accident possible des voltaïsations continues exécutées sans précautions suffisantes. Quand l'excitateur négatif d'un courant centripète de moyenne intensité est appliqué sur la tête, sur le cou, ou même dans le creux sus-claviculaire, il survient souvent, au bout de 3 minutes environ, des vertiges qui seraient suivis de syncope si l'on ne diminuait l'intensité du courant ou si l'on n'en suspendait l'action.

Aucun inconvénient ne m'a paru résulter de l'apparition de ces vertiges; l'éventualité de la syncope doit, toutefois, conduire à les éviter. Il suffira le plus souvent, pour cela, d'opérer le malade couché.

TESTICULE (Inflammation du). V. *Orchite.*

— **(Kystes du)** V. *Kystes* et *Cautérisation tubulaire.*

— **(Ablation du).** Par la thermocaustie voltaïque. (Amussat.)

TÉTANOS. Voltaïsation continue descendante de la région rachidienne; arrêt des convulsions; mort (Matteucci et Farina). Je préférerais ici la voltaïsation continue ascendante. V. *Orientations.*

Faradisation sterno-postcervicale : tampon positif sur le sternum, négatif à la nuque; mieux immédiat; plus tard, renversement de l'orientation; séance de plus d'une heure; guérison (N. Bianchi).

THERMOCAUSTIE VOLTAIQUE. Procédé de cautérisation *actuelle* dans lequel le cautère, filiforme ou aplati, mais toujours d'une très faible masse, est porté à la température rouge par le passage d'un courant continu de grande quantité.

Les avantages que présente, dans certains cas, la thermocaustie voltaïque sur la cautérisation actuelle ordinaire tiennent à la facilité qu'elle donne de chauffer et d'éteindre instantanément le cautère à des moments voulus, ce qui permet de l'appliquer à des régions inaccessibles au cautère actuel, ou de lui donner des formes que celui-ci ne comporte pas. Le peu de masse du cautère voltaïque, s'il lui constitue une infériorité évidente dans les cas où il s'agit d'opérer une destruction un peu considérable de tissus, facilite, en revanche, son échauffement et son extinction, permet son introduction dans les parties anfractueuses, et évite aux parties voisines les dangers du rayonnement et de l'échauffement par voie de conductibilité.

Les conditions opératoires à remplir dans la pratique des cautérisations volta-thermiques sont : courant d'une grande quantité, auquel la tension n'est pas nécessaire, — électrodes très conductrices, par conséquent courtes et d'une forte section, — cautère d'une section assez faible pour représenter dans le circuit une résistance locale notable.

Indépendamment de la pile et des électrodes, l'appareil instrumental comprend donc le cautère et son manche. Celui-ci contient dans son épaisseur deux gros fils conducteurs bien isolés, et un ressort commandé par un bouton extérieur qui permet d'ouvrir et de fermer à volonté le circuit. Les extrémités libres de ces tiges conductrices sont reliées par le fil qui devra devenir incandescent, et qui, suivant les cas, sera disposé tantôt de manière à opérer comme un cautère, tantôt en anse, de façon à opérer la division des tissus à la fois par cautérisation et par écrasement, tantôt, enfin, aplati en forme de lame tranchante (de Seré).

Quel que soit le cautère qu'on emploie, anse, pointe ou couteau, il faut savoir que de la température à la laquelle il est porté, température qu'on doit d'avance savoir produire à volonté, dépendent ses effets hémostatiques ou hémorrhagiques : au rouge sombre, le cautère est hémostatique ; au rouge blanc, il laisse au contraire béants les vaisseaux ouverts (de Seré).

THORACENTÈSE. Il pourra être avantageux de la pratiquer par cautérisation tubulaire négative. V. *Cautérisation*.

THYROIDE (**Kystes du corps**). V. *Kystes*.

TIC douloureux de la face. La voltaïsation polaire positive des points douloureux m'a donné des succès, ordinairement rapides. Dans un cas où, malgré une grande persévérance, je n'ai pu obtenir qu'un peu d'amélioration, c'est la voltaïsation polaire négative qui procurait le plus de soulagement.

TORTICOLIS. Voltaïsation continue longitudinale ascendante des muscles contracturés, ou voltaïsation continue polaire négative *des* mêmes muscles, le circuit étant fermé dans la main. Séances de 3 minutes avec courants de moyenne quantité, ou mieux séances plus longues avec courants faibles. Opérer dans la position horizontale pour éloigner les éventualités de syncope.

TOUX NERVEUSE. Le plus souvent à point de départ utérin.

Faradisation de l'utérus (V. *Utérus*). Résultats très rapides.

Dans les cas où la toux nerveuse n'est pas hystérique : voltaïsation polaire positive de la région pré-laryngienne ; circuit fermé sur la nuque ou dans une main ; ou faradisation cutanée révulsive de la nuque et de la région dorsale comprise entre les omoplates.

TRACHÉOTOMIE. A été pratiquée, dans des conditions de sécurité particulièrement appréciables chez l'adulte, par la thermocaustie voltaïque. V. *Thermocaustie*.

Alph. Amussat y employa le fil de platine, passé à l'aide d'une aiguille en avant de la trachée, et embrassant les parties molles à diviser dans un premier temps. La section de celles-ci opérée, un nouveau fil caustique était passé de la même manière et servait à diviser les anneaux de la trachée.

Verneuil a opéré avec le thermocautère en lame, à la température du rouge sombre, et divisé les tissus de la surface à la partie profonde, ayant toujours sous les yeux toutes les parties sur lesquelles il opérait.

Ce dernier procédé est manifestement préférable ; c'est lui qu'on a reproduit depuis avec le thermocautère de Paquelin.

TREMBLEMENT PARALYTIQUE (Paralysie agitante). Très amélioré par la voltaïsation continue longitudinale centripète. Séances de 3 minutes par courants moyens, si l'excitateur négatif est placé sur la nuque ; plus longues, s'il est appliqué plus bas.

Bain faradique de Moretin (C. Paul).

TROMPE D'EUSTACHE, V. *Obstructions.*

TUMEURS. V. *Abcès, Kystes, Adénites, Anévrysmes, Varices, Hernies.*

— **blanches. V.** *Arthrite chronique, Hydarthroses.*

— **érectiles.** Les détruire par l'acupuncture voltaïque positive ; séances multiples à intervalles de 3 à 5 jours. Il peut être accidentellement avantageux d'implanter les deux électrodes, simples ou ramifiées, dans la tumeur. Dans ce cas, veiller à ce qu'il n'y ait pas contact entre deux aiguilles de polarités opposées.

— **lacrymales. V.** *Lacrymales (Maladies des voies).*

TYMPAN (Perforation du). On a pu espérer l'opérer avec un résultat durable par la chimicaustie négative. Miot et Beratoux y auraient réussi en opérant avec une ou plusieurs aiguilles et en fermant le circuit dans la main. Peut-être vaudrait-il mieux, afin de donner au courant une assez grande intensité, ici nécessaire, opérer sur le tympan seulement avec un excitateur double à aiguille mousse centrale positive contenue dans un tube négatif.

TYMPANITE. V. *Dyspepsies.*

ULCÈRES. Les topiques caustiques ou substitutifs, fréquemment employés dans le traitement des ulcérations, y seront souvent remplacés avec avantage par la chimicaustie voltaïque, dont la quantité d'action peut se graduer avec la plus grande facilité, et qui fournit à volonté un agent topique acide ou alcalin. La question des indications particulières, du choix à faire entre les procédés mérite d'être mise à l'étude.

Crusell et Spencer Wells ont, pour favoriser le travail de réparation des ulcères atoniques, employé ce procédé sous la forme plus simple de chimicaustie *galvanique*. V. *Chimicaustie et Galvanisation*. C'est l'électrode inoxydable qu'on applique sur l'ulcère à modifier; elle y agit comme topique alcalin.

URÉTHRALGIE. Voltaïsation continue par excitateur positif appliqué au périnée ou sur le pubis, le négatif étant porté sur la région dorso-lombaire; séances de 3 à 5 minutes par courant de quantité moyenne.

Faradisation humide périnéo-suspubienne.

URÈTHRE (Rétrécissement organique de l'). Destruction de l'obstacle par la chimicaustie négative (Mallez et Tripier). Électrode négative portée par une sonde sur le point à détruire; circuit largement fermé sur la cuisse gauche par une plaque qu'on arrose légèrement de temps en temps ou par un gâteau de terre glaise. Courant de 25 à 50 m.a.; durée de la séance variable entre 5 et 30 ou même 40 minutes. Pas de traitement consécutif.

— **(Rétrécissement spasmodique de l').** Voltaïsation continue polaire positive par un excitateur en gouttière courbe, embrassant la face inférieure de la verge et

repoussant le scrotum en arrière, ou par un cylindre creux
d'argile enveloppant la verge; excitateur négatif sur la région
dorso-lombaire. Séances de 5 à 10 minutes par courants de
quantité moyenne; de 15 à 60 par courants faibles.

UTÉRUS. **Engorgement.** Faradisation abdomino-utérine,
à moins de double indication. De 10 à 15 séances de 3 à 4 minutes. Il est avantageux de les faire à intervalles rapprochés,
soit quotidiennes.

Rechutes probables à intervalles éloignés chez les lithiasi-
ques biliaires et rénales et chez les paludéennes.

— **Antéversion et Antéflexion.** Faradisation recto-
utérine. Séances de 3 minutes, quotidiennes d'abord. Séances
plus fréquentes et traitement plus court dans les ver-
sions]; séances plus rares et traitement plus long dans les
flexions.

— **Rétroversion et Rétroflexion.** Faradisation vé-
sico-utérine. Mêmes observations que ci-dessus.

— **Abaissement.** Faradisation utérine par le procédé que
commande la déviation, s'il en existe une. Faire alterner
ensuite, suivant les indications fournies par l'état des liga-
ments et du vagin, les faradisations bi-abdomino-utérine, bi-
inguino-utérine et vagino-utérine.

— **Rhumatisme.** Rare. Lui opposer le procédé de faradisation utérine qui sera indiqué par la situation de l'organe.
Courants moins intenses que dans les déviations; séances de
5 minutes.

Les appareils à hélices mobiles doivent seuls être employés
à la faradisation de l'utérus.

— **Ulcérations du col.** Chimicaustie négative superficielle. Opération généralement superflue : les ulcérations
du col n'exigent peut-être jamais la cautérisation.

— **Atrésie de l'orifice cervical interne.** Chimicaustie négative avec électrode olivaire ou cylindrique.
Circuit fermé sur la face interne de la cuisse gauche ou sur
l'abdomen. Une ou plusieurs séances de 20 à 30 minutes, à
10 jours d'intervalle.

— **Kystes du col.** Chimicaustie négative, superficielle

ou pénétrante, suivant l'accès plus ou moins facile de l'enveloppe et son épaisseur.

— **Fibromes pédiculés**. Écrasement du pédicule avec l'anse thermocaustique ou chimicaustique positive. Dans ce dernier cas, fermer le circuit sur l'abdomen ou sur la cuisse.

— **Fibromes interstitiels**. Chimicaustie par aiguilles implantées dans le tissu de l'utérus (Ciniselli, Omboni, Cutter, Semeleder, Freeman).

Chimicaustie par électrodes non pénétrantes positives; séances très nombreuses, de 15 minutes, par courants faibles. Résultats assez constamment très avantageux (Aimé-Martin).

Chimicaustie par électrodes non pénétrantes négatives; séances de 15 à 20 minutes, par courants de 25 à 50 m.a. (Tripier). Je n'ai employé la chimicaustie que comme moyen accessoire, dans quelques cas défavorables, et avec trop peu de suite pour la juger comme moyen unique de traitement. Dans les conditions où je l'ai employée, elle donne, avec moins de risques il est vrai que le procédé par implantation des aiguilles, des résultats qui paraissent moins favorables. En vue de faire la part de l'électrolyse et celle de l'établissement d'un exutoire à demeure, j'ai fait quelques voltaïsations comparatives avec électrodes utérines protégées positives et négatives, épreuves trop peu nombreuses pour m'avoir permis une conclusion.

Chimicaustie par électrodes tantôt non pénétrantes, tantôt pénétrantes, positives ou négatives, suivant qu'il existe où n'existe pas d'hémorrhagies; de 20 à 30 séances à 10 jours d'intervalle, avec courants de 100 m.a. Résultats inégaux, en général très favorables (Apostoli).

Dans tous ces cas, la fermeture du circuit se fait sur l'abdomen. C'est en y employant de larges gâteaux de terre glaise qu'Apostoli a pu faire usage pour ces cautérisations, de courants d'une intensité encore inusitée.

VAGIN (**Chute du**). Faradisation du vagin en employant comme excitateur négatif le speculum cylindrique. Circuit fermé dans le col de l'utérus par une sonde positive. Séances de 3 à 5 minutes; bobine à gros fil; courants aussi forts que possible.

— **(Spasme du)**. Même procédé que ci-dessus, avec courants moins intenses. Séances de 10 minutes. Complément utile du traitement par les tamponnements médicamenteux.

— **(Kystes du)**. V. *Kystes*.

VAPEURS. V. *Ménopause, Hystérie, Hypochondrie, Dérivation*.

VARICES. Les oblitérer par formation de caillots, à l'aide de l'acupuncture positive (V. *Anévrysmes*), agissant en même temps sur les tissus ambiants comme caustique. (Tripier, D. Mucci, Le Roy.) V. *Acupuncture* et *Chimicaustie*.

Quand les varices forment des tumeurs pédiculées, comme il arrive pour les hémorrhoïdes, même procédé, préférable à la cautérisation circulaire, que j'avais employée d'abord. V. *Cautérisation, Écrasement, Hémorrhoïdes*.

VARICES artérielles. *Anévrysme cirsoïde*. Détruire sur place par acupuncture positive. V. *Acupuncture*.

VARICOCÈLE. Écrasement par l'anse thermocaustique. (Amussat).

Traiter les varices du cordon, comme des varices quelconques, par l'acupuncture positive.

VÉGÉTATIONS, Verrues. Destruction par chimicaustie superficielle négative pratiquée, suivant le volume des tumeurs, avec le bouton d'un stylet de trousse ou avec une aiguille. Lorsque les tumeurs ont un volume un peu considérable, l'écrasement par l'anse thermocaustique est préférable, si elles sont pédiculées ; si elles ne sont pas pédiculées, l'application des caustiques chimiques y est moins douloureuse que la chimicaustie voltaïque.

VERTIGES dyspeptiques. V. *Dyspepsies*.

— **des lésions auriculaires.** Voltaïsation continue polaire positive du conduit auditif ; circuit fermé dans la main ; courants moyens ; séances de 3 à 5 minutes.

— **chlorotiques.** V. *Chlorose, Débilité*.

— **cérébraux.** V. *Dérivation, Ménopause*. Ou voltaïsation polaire positive des hémisphères.

— **épileptiques.** Faradisation humide sacro-postcervicale. Excitateur positif sur le sacrum, négatif à la nuque ; gros fil ; séances de 3 à 5 minutes.

VESSIE (Paralysie de la). Faradisation par un excitateur positif au périnée et excitateur négatif au-dessus du pubis ou dans la vessie ; gros fil ; séances de 3 à 5 minutes.

Voltaïsation continue vésico-abdominale avec l'excitateur d'Onimus. V. *Excitateurs*.

— **(Algies de la).** Mêmes procédés, ou voltaïsation par courants moyens dirigés du périnée, positif, à la région dorso-lombaire, négative. Séances de 5 minutes.

— **(Spasme de la).** Voltaïsation par courants dirigés du périnée à la région dorso-lombaire, comme ci-dessus.

— **(Catarrhe de la).** Même traitement que celui de la paralysie (Pétrequin, Michon).

— **(Valvules du col de la).** Chimicaustie négative du col vésical. V. *Chimicaustie* et *Prostate*.

VISCÉRALES (Paralysies). Sans représenter des maladies proprement dites, les inerties viscérales, dont les causes multiples sont de toutes les heures, jouent un rôle très important dans l'histoire médicale des valétudinaires. La faradisation des organes lésés ou de la région qu'ils occupent a une action très favorable sur ces paralysies incomplètes. Elles peuvent aussi être heureusement modifiées médiatement par la voltaïsation des centres nerveux ; j'ai recours, dans ces cas, à la voltaïsation centripète des nerfs, faisant aboutir l'électrode négative à un point supérieur à leur extrémité centrale. Ces paralysies sont, enfin, modifiées par les actions qui s'adressent à l'appareil circulatoire. V. *Congestion, Stase, Hyperémie*.

VOLTAISATION. V. *Procédés opératoires*, p. 23.

A l'endroit des applications thérapeutiques de la voltaïsation vient se poser une question que j'ai indiquée plus haut — V. *Galvanisation*,—celle de savoir si les réactions thérapeutiques sont contemporaines du passage du courant, pouvant ou non se prolonger après sa cessation, ou si elles sont consécutives à ce passage et liées à une dépolarisation lente de l'organisme. Les deux cas peuvent vraisemblablement se produire, en rapport avec les variations d'énergie et de durée des charges. Ce qu'il est permis d'affirmer dès à présent, c'est que certains effets sont souvent, dans les conditions au moins qui sont notées au cours de cet *Index*, comtemporains du passage du courant appliqué pendant un temps court : tels sont le soulagement d'une surcharge gastrique par la voltaïsation continue ascendante du pneumogastrique droit, la cessation d'une migraine pendant une séance de voltaïsation dont la durée ne dépasse pas 3 minutes. Enfin, dans nombre de cas où ces effets ne se produisent pas manifestement pendant la séance, on les voit survenir très peu de temps après. L'hypothèse qui les rattache à l'action prochaine de la voltaïsation se trouve donc confirmée, au moins dans quelques circonstances ; ce qui n'implique pas que, dans d'autres cas et dans d'autres conditions de charge, des effets curatifs ne puissent être liés au travail de dépolarisation.

VOMISSEMENT dyspeptique. Voltaïsation continue ascendante du pneumogastrique droit. V. *Dyspepsie* et *Pneumogastrique*.

— **de la lithiase biliaire grave**. Même procédé. V. *Calculs biliaires*.

— **de la grossesse**. Même procédé, et, quelquefois, faradisation révulsive de la région épigastrique. V. *Révulsion*.

ZONA. Quand la fièvre a cessé, faradisation cutanée révulsive des points douloureux.

Peut-être voltaïsation continue polaire positive de ces points ; excitateur négatif à la nuque.

CATALOGUE DESCRIPTIF

DU

MATÉRIEL ÉLECTROTHÉRAPIQUE

DE A. GAIFFE

Principales Récompenses obtenues

Société d'Encouragement pour l'Industrie nationale, 2 Médailles d'argent et une de platine.

Exposition universelle de Paris, de 1867, une Médaille d'argent.

Exposition universelle de Vienne, de 1873, Médaille de mérite et Médaille de progrès.

Exposition universelle de Paris, de 1878, 2 Médailles d'or, 2 Médailles d'argent et 3 Médailles de collaborateurs.

Exposition internationale d'électricité de Paris, de 1881, Médaille d'or et Légion d'honneur.

CATALOGUE DESCRIPTIF

DU

MATÉRIEL

ÉLECTROTHÉRAPIQUE

DE

A. GAIFFE

FABRICANT D'INSTRUMENTS DE PRÉCISION

Chevalier de la Légion d'honneur

40, rue Saint-André-des-Arts

PARIS

SCEAUX

IMPRIMERIE CHARAIRE ET FILS

—

1885

AVIS

Ce présent catalogue annule les précédents.

Les personnes qui n'ont pas de compte ouvert dans ma maison sont priées, quand elles m'adressent une commande pour la première fois, de vouloir bien y ajouter la valeur de la commission, soit en mandat-poste, soit en une traite à vue sur Paris. Dans le cas où cette condition ne serait pas remplie, je me réserve le droit ou d'expédier les marchandises en remboursement ou de ne pas donner suite à l'ordre [1].

Les prix portés en regard de chaque article s'appliquent à la pièce, à moins d'une mention spéciale.

La remise à faire sur les affaires de gros sera traitée de gré à gré. Ces affaires se traitent à 30 jours.

Je prie les personnes qui me font des demandes, de vouloir bien indiquer, en regard de chaque article, le numéro correspondant du catalogue et l'époque de publication de ce dernier.

Les frais de transport et d'emballage sont à la charge de l'acheteur.

Les emballages et expéditions dont ma maison peut être chargée sont faits avec soin, sous la surveillance d'un agent spécial. Ces précautions prises, je décline la responsabilité des avaries dues au transport.

Lorsque la voie et le mode de transport (grande ou petite vitesse) n'auront pas été indiqués, l'expédition sera faite dans les conditions les moins coûteuses.

Afin d'éviter les contrefaçons, les personnes qui s'adressent à des intermédiaires doivent exiger, sur tous mes appareils, la présence des marques de fabrique suivantes :

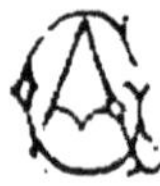

A. GAIFFE
PARIS

---

1. Tous les ordres venant de l'étranger doivent, sans exception, être accompagnés du montant de leur valeur.

AVANT-PROPOS

Ce catalogue s'adressant plus spécialement aux médecins qui s'adonnent aux pratiques électrothérapiques, je n'y ai fait figurer que des appareils construits en vue de cet objet.

Il est divisé en sept chapitres :

Le premier comprend les machines électro-statiques ;

Le deuxième, les générateurs hydro-électriques ;

Le troisième, les batteries voltaïques, et appareils accessoires ;

Le quatrième, les appareils d'induction ;

Le cinquième, les appareils d'exploration et instruments divers ;

Le sixième, les réophores, excitateurs, galvano-cautères, etc.;

Le septième, les pièces de rechange et les produits chimiques employés pour le chargement des batteries, etc.

Un index alphabétique y rend les recherches plus faciles.

Depuis la publication du catalogue de 1880, j'ai, aidé des conseils de mes clients, modifié la plupart des appareils qui y figuraient, en vue d'en rendre plus faciles le maniement et l'entretien. Ces perfectionnements ont entraîné quelques changements dans les prix : pour quelques-uns, une augmentation ; pour d'autres, une diminution.

La courte notice explicative qui complète l'article consacré à chaque appareil indique à grands traits les modifications qu'il a subies. Enfin un certain nombre d'instruments nouveaux ont été créés en vue de mettre à la disposition de mes clients un matériel au niveau des découvertes récentes.

Lorsque, en 1874, a paru mon premier catalogue, j'ai cru devoir y rappeler au lecteur, sous le titre de *Généralités*, les lois qui régissent l'électricité et les faits sur lesquels elles s'appuient. Cette insistance avait pour principal objet de bien faire comprendre l'importance des appareils de mesure que je venais de créer, d'après les unités de l'Association britannique, dans le but de faciliter aux médecins la notation exacte des résultats de leurs expériences d'électrothérapie et d'électrophysiologie. Jusque-là on devait, faute de galvanomètre jaugé, s'en tenir aux indications : courant fort, faible, moyen ou courant de *n* couples ; il est inutile d'insister sur l'insuffisance de ces déterminations.

Mes efforts furent couronnés de succès, et l'emploi des mesures exactes pénétra rapidement dans la pratique médicale française d'abord, pour se répandre ensuite dans les autres pays [1].

---

1. Dans son rapport sur la classe des appareils électrothérapiques et électrophysiologiques de l'Exposition de 1881. M. Dubois-Reymond *ayant passé sous silence ce qui existait en France depuis 1873*, annonçait, comme une nouveauté, que les électrothérapeutes de Munich commençaient à employer les appareils électrométriques, et engageait les médecins français à suivre leur exemple. Au sein de la commission d'électrophysiologie

Je me contenterai de rappeler ici les nouveaux noms et les nouvelles valeurs — très peu différentes de celles des unités de l'Association britannique — des unités pratiques dérivant des unités théoriques adoptées par le congrès des électriciens, en 1881, sous le nom général d'unités C. G. S. (centimètre, gramme, seconde).

Ohm. — L'unité de résistance se nomme *Ohm*. Sa valeur est égale à la résistance qu'offre au passage de l'électricité une colonne de mercure de 1 millimètre carré de section et de 1ᵐ06 de longueur, à la température de la glace fondante.

Coulomb. — L'unité de quantité électrique se nomme *Coulomb*. C'est la quantité électrique nécessaire pour dégager, par électrolyse, de l'eau, 0,0000105 grammes d'hydrogène.

Ampère. — L'unité d'intensité se nomme *Ampère*. Un courant électrique a un ampère d'intensité lorsqu'il débite un coulomb par seconde.

Volt. — L'unité de force électromotrice se nomme *volt*. La force électromotrice est la pression électrique. Le *Volt* représente la force électromotrice nécessaire pour faire passer dans un circuit de résistance totale égale à 1 *ohm*, en une seconde, une quantité d'électricité égale à 1 *coulomb*.

Le couple zinc amalgamé et chlorure d'argent fondu, plongé dans une solution de chlorure de zinc pur, limpide et aussi neutre que possible, pesant 107 au densimètre, donne le *volt*

du congrès international de 1881, les faits qui devaient être altérés dans le rapport de M. Dubois-Reymond, avaient été établis par M. d'Arsonval, professeur au Collège de France (voir *Revue scientifique*, 3 décembre 1881). A défaut de mon catalogue de 1874, établissant la priorité de la France, les Dʳ Bardet (*Bulletin général de thérapeutique* 1881) et Boudet, de Paris (*Revue de médecine*, mars 1882), en avaient suffisamment témoigné. Je l'ai enfin hautement revendiquée dans la *Revue scientifique* (22 octobre 1881), malgré les conseils du Dʳ Tripier qui m'engageait, dans une lettre dont je crois inutile de reproduire les termes humoristiques, à laisser passer sans paraître y faire attention une altération de la vérité qui ne pouvait induire personne en erreur.

légal (*CGS*) à la température de 18 degrés centigrades [1]. (Voir le n° 61 du catalogue.)

Farad. — L'unité de capacité électrique se nomme *Farad*. Elle est représentée par un condensateur d'une capacité telle que, chargé au potentiel d'un volt, il renferme une quantité d'électricité égale à un coulomb. L'unité pratique de capacité est le micro-farad.

Ce n'est pas sans raison que j'ai énoncé les unités électriques dans un autre ordre que celui adopté pour leur détermination par le congrès des électriciens.

Il m'a semblé qu'en définissant d'abord les unités qui peuvent se représenter par des valeurs matérielles, sans que le facteur *temps* intervienne, il me serait plus facile de définir les autres à la suite.

1. La force électromotrice des couples médicaux à chlorure d'argent, dont le liquide excitateur contient 5 pour 100 de chlorure de zinc, est égale à 1'01. (Valeur déterminée dans mon laboratoire et confirmée par les expériences de M. Hospitalier.)

J'ai ramené cette valeur au *volt légal* en mettant à profit une curieuse propriété du chlorure de zinc, remarquée par moi en 1872 lorsque j'étudiai les solutions de ce corps comme liqueurs excitatrices. J'avais constaté que la densité de ces liqueurs influait sur la force électromotrice des couples, et que, contre toute attente, les liqueurs les plus denses donnaient les couples les plus faibles.

Les tentatives faites un peu hâtivement à cette époque, en vue de créer un étalon, ne m'ayant pas donné des résultats constants, j'avais renoncé momentanément à mon projet. Dernièrement des essais plus heureux, que le cadre de ce livre ne me permet pas de décrire, ont servi à déterminer les conditions à remplir pour atteindre le but que je me proposais.

Paris, octobre 1885.

MATÉRIEL ÉLECTROTHÉRAPIQUE

DE

A. GAIFFE

NOTICES, INSTRUCTIONS

ET

PRIX-COURANT

CHAPITRE PREMIER

MACHINES D'INDUCTION ELECTRO-STATIQUE

Dans les anciennes machines électro-statiques, le passage
d'un plateau ou d'un cylindre de verre entre des frottoirs
laissait au plateau et aux frottoirs des charges de signes
contraires. Dans la machine de Ramsden, la charge négative
des frottoirs s'écoulait dans le sol, tandis que la charge positive
du plateau agissait par influence sur un conducteur isolé armé
de pointes, neutralisant le fluide négatif de ce conducteur et
rendant ainsi disponible son fluide positif qu'on utilisait comme
on l'entendait. Dans la machine de Nairne, on déchargeait au
contraire, par induction, le cylindre de verre électrisé positivement, et on utilisait la charge négative des frottoirs directement communiquée au conducteur isolé sur lequel on la
recueillait. Dans un type mixte, dont le meilleur modèle a été
réalisé par Winter, les deux charges étaient conservées sur des
conducteurs distincts, pouvant être utilisées isolément ou
employées simultanément.

Le volume de ces machines et la difficulté de les faire fonctionner dans une atmosphère un peu humide, les ont fait
abandonner pour des appareils qui ne présentent pas ces inconvénients au même degré, appareils sur l'économie desquels nous

devons nous arrêter, le rôle du frottement n'y étant plus le même, et les actions inductrices y devenant tout à fait prédominantes.

Dans la machine de Piche, qui est le type le plus simple de ce genre, le frottement n'intervient plus que pour charger une source non conductrice S (fig. 1), qui agira ensuite par induction sur les autres pièces de l'appareil, de manière à lui faire donner un flux continu d'électricité quand on les mettra en mouvement.

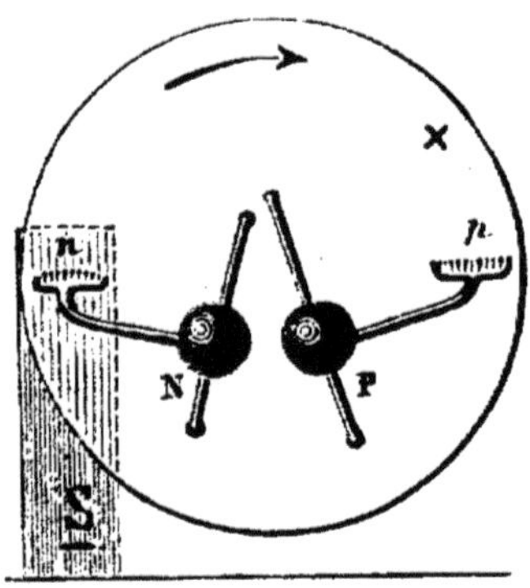

Fig. 1.

Le frottement par une peau de chat ayant électrisé négativement la lame de caoutchouc durci S, celle-ci agit ensuite par induction sur un plateau tournant de verre ou de caoutchouc, et, à travers ce plateau, sur le peigne n dont est armé un conducteur isolé N.

La source négative S attire l'électricité positive du conducteur N sur le plateau où elle afflue par le peigne n. Le conducteur N se trouve ainsi chargé négativement, en même temps que la face du plateau qui regarde le peigne se trouve chargée positivement.

Alors le plateau ayant fait une demi-révolution dans le sens marqué par les flèches, la partie que nous venons d'envisager arrive, chargée positivement, en face du peigne p que porte un conducteur isolé P. La charge positive du plateau agit alors sur ce conducteur, appelle son électricité négative par laquelle elle est neutralisée, et repousse la positive à l'autre extrémité de ce conducteur.

De nouvelles parties du plateau prenant incessamment des charges positives en face du peigne *n*, les charges négatives du conducteur P sont incessamment renouvelées, et un courant ou un flux d'étincelles peut être obtenu entre ces deux conducteurs.

Dans la demi-circonférence inférieure de la rotation, de *p* en *n*, le plateau est déchargé ; et c'est à l'état de neutralité que la partie dont nous avons suivi la marche revient en *n* pour y reprendre une charge positive.

Dans la machine de Piche, la source inductrice S s'épuise par déperdition, et l'action de la machine s'affaiblit d'autant.

Il est remédié à ce défaut dans la machine de Carré (fig. 2).

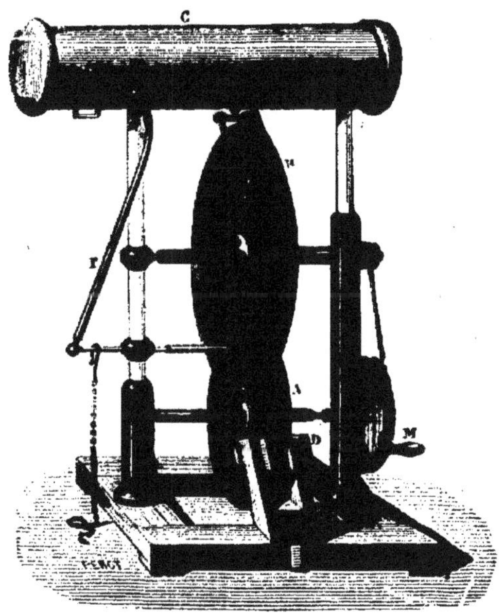

Fig. 2.

Un premier plateau A tourne lentement entre deux coussins D, comme le plateau des machines de Ramsden ; il s'électrise positivement et sert d'inducteur. Le plateau B tourne à quelques millimètres de distance, avec une vitesse dix f... plus grande ; il fournit de l'électricité positive au peigne inférieur E et au conducteur T, en se chargeant négativement ; la rotation amène l'électricité négative au peigne supérieur F et au conducteur C ; un secteur en caoutchouc durci de forme rectangulaire placé derrière le plateau supérieur, en B, augmente d'un tiers la quantité d'électricité qui serait dégagée sans son adjonction.

Avec une machine ayant un plateau supérieur de 49 centimètres de diamètre, on obtient des étincelles de 15 à 18 centimètres.

La machine de Voss se renverse lorsqu'on allonge par trop ses étincelles, mais on évite en grande partie cet inconvénient, en maintenant ses excitateurs à une distance convenable. Elle est, à rendement égal, moins volumineuse et un peu moins capricieuse que la précédente, surtout lorsqu'elle est sous cage de v

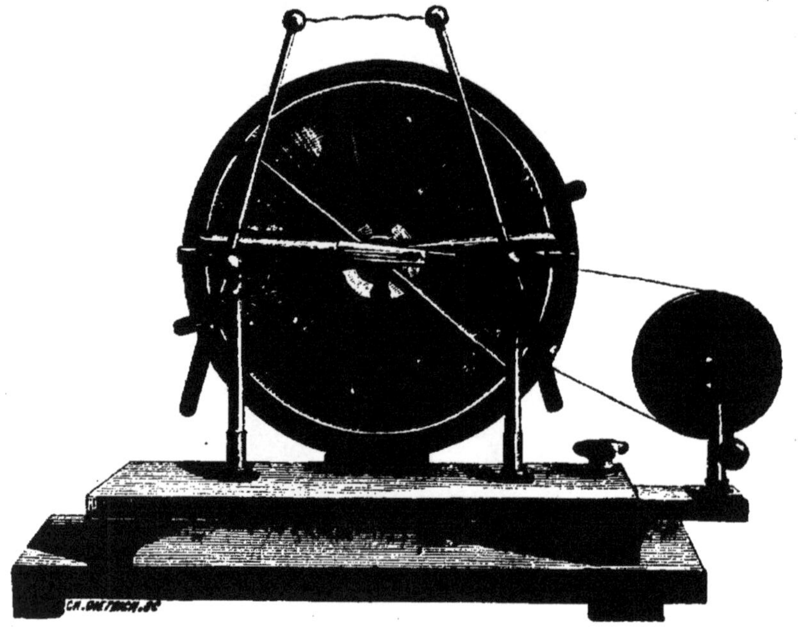

Fig. 3.

La machine de Voss (fig. 3) se compose d'un plateau fixe et d'un plateau tournant armé de petits disques métalliques saillants rangés en cercle, d'un système de 2 paires de peignes et de conducteurs placés en regard du plateau tournant, enfin de petits balais en coton cuivré portés par une des paires de peignes.

Pendant la rotation, les balais frottent sur les disques métaljiques du plateau tournant et commencent l'action électrique, laquelle ira en croissant, jusqu'à un certain maximun, comme dans toutes les machines dynamo-électriques.

Entre les extrémités des conducteurs isolés des machines électro-statiques, une neutralisation s'opère par flux discontinu d'autant plus facile, mais plus faible, que ces extrémités sont plus rapprochées.

On peut désirer obtenir un flux intermittent d'étincelles plus fortes.

Ce résultat s'obtient en plaçant, à cheval sur les conducteurs, un condensateur dont chacune des armatures est en contact avec l'un d'eux. Le peu d'épaisseur de la lame diélectrique du condensateur en favorise d'abord la charge aux dépens de la neutralisation à travers le diélectrique atmosphérique; mais bientôt, cette charge ayant atteint un certain degré s'accroît plus difficilement; la résistance du diélectrique atmosphérique se trouve alors devenue relativement moindre, et la décharge, retardée, s'opère alors entre les extrémités des conducteurs. Cette décharge ne répond plus seulement à la neutralisation des flux fournis à ce moment par la machine, mais aussi à la décharge du condensateur.

N° 1. Machine de Carré (fig. 2), ayant un plateau inférieur en glace de $0^m,24$ de diamètre, et un plateau supérieur en caoutchouc de $0^m,34$[1]. . . . 190 fr.

2.	—	—	à plateaux de $0^m,32$ et $0^m,44$. . . .	260 »
3.	—	—	— $0^m,38$ et $0^m,49$. . . .	370 »
4.	—	—	— $0^m,44$ et $0^m,60$. . . .	480 »

5. Machine de Voss (fig. 3), ayant un plateau tournant de $0^m,25$ . . . . 80 »

6.	—	—	enfermée dans une cage acajou et verre	130 »
7.	—	—	ayant un plateau tournant de $0^m,35$. .	140 »
8.	—	—	enfermée dans une cage acajou et verre	200 »
9.	—	—	ayant un plateau tournant de $0^m,45$. .	180 »
10.	—	—	enfermée dans une cage acajou et verre	250 »
11.	—	—	transportable (prix indéterminé) . . .	
12.	Tabouret isolant en vieux chêne ciré de $0^m,50$ sur $0^m,50$			20 »
13.	—	—	$0^m,50$ sur $0,^m80$	35 »
14.	—	—	$0^m,80$ sur $0^m,80$	50 »

[1]. Je rappelle ce que j'ai dit aux *remarques* : Tous les prix marqués sont ceux de vente en détail. Les affaires de gros se traitent de gré à gré.

CHAPITRE II

GÉNÉRATEURS HYDRO-ÉLECTRIQUES

Les piles anciennes — de Volta — présentaient au plus haut degré les inconvénients d'une résistance intérieure croissante et d'une polarisation facile; aussi sont-elles aujourd'hui abandonnées.

Deux types s'y rattachant ont seulement été conservés, ou pourraient l'être : la pile Ciniselli, dans laquelle des siphons versent goutte à goutte le liquide comburant sur des couples suspendus qui le laissent égoutter à mesure qu'il a rempli son office; et la pile de Pulvermacher, qui, fonctionnant avec un liquide peu actif, dans lequel on ne la plonge que pendant le temps nécessaire pour la mouiller, est commode, en raison de son petit volume, pour quelques applications thérapeutiques n'exigeant ni durée prolongée ni constance du courant.

C'est à empêcher la polarisation qu'on s'est surtout appliqué dans les travaux qui ont eu pour objet de perfectionner les moteurs voltaïques. On y arrive en s'emparant de l'hydrogène au moment où il est mis en liberté, et le fixant dans une combinaison plus ou moins stable. On fait donc intervenir dans la constitution du couple un nouveau corps : le *dépolarisateur*. Celui-ci n'est généralement pas versé dans le bain, mais contenu dans un vase poreux qui reçoit en même temps le collecteur. Les dépolarisateurs employés dans les couples hydro-électriques sont liquides ou solides; parmi les derniers, une distinction est à faire entre ceux qui sont solubles et ceux qui sont insolubles.

Le meilleur dépolarisateur liquide est l'acide azotique (Grove). Il est aujourd'hui inusité en médecine en raison du peu de durée des chargements dans lesquels il entre, et des vapeurs nitreuses qu'il dégage.

Les dépolarisateurs solides solubles visent un double objet : par leur décomposition, ils fournissent à la fois l'acide qui brûle le zinc et le dépolarisateur. Le premier en date et le plus parfait est le sulfate de cuivre fonctionnant sur un collecteur de cuivre (Daniell). Il existe de très nombreux modèles de ce couple, utilisé surtout, en raison de sa parfaite dépolarisation, dans les cas où une grande constance du courant est nécessaire : dans les recherches délicates de laboratoire notamment.

On doit encore chercher à diminuer la résistance intérieure des générateurs hydro-électriques.

Toute résistance demandant une dépense d'énergie pour être vaincue, aussi bien dans les appareils électriques que dans les pièces de mécanique, il faut éviter les résistances électriques inutiles dans les premiers comme on évite les résistances de frottement dans les secondes.

On se convainct facilement de cette vérité en examinant la loi de *ohm* $I = \dfrac{E}{R}$, dans laquelle I représente l'intensité, E la force électromotrice et R la résistance. En effet, pour obtenir une intensité déterminée I, la force électromotrice E, c'est-à-dire le nombre des couples nécessaires, sera d'autant plus faible que la résistance R sera diminuée.

COUPLES AU SULFATE DE CUIVRE

$$E = 1^{v}07$$

Couple de Daniell (fig. 5).

Ce couple se compose d'un vase extérieur en verre [1], d'un zinc amalgamé Z, d'un vase poreux contenant un cuivre C, qui porte vers le milieu de sa hauteur un petit disque de même métal percé de trous.

---

1. Tous les couples médicaux, fabriqués chez moi, sont montés actuellement dans des vases de verre de forme carrée qui s'arrangent mieux en batterie. Les autres couples en général ont conservé leurs vases extérieurs ronds.

Il se charge, dans le vase poreux, avec une solution concentrée de sulfate de cuivre entretenue saturée par des cristaux posés sur le disque de cuivre; et, dans le vase extérieur, avec de l'eau acidulée légèrement par de l'acide sulfurique, ou mieux par une solution concentrée de sulfate de zinc ou de magnésie étendue de son volume d'eau [1].

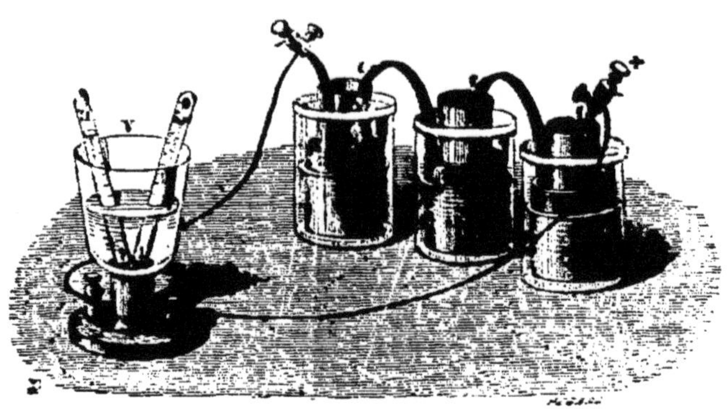

Fig. 4.

N° 15. Couple de Daniell dans un vase de verre carré de $0^m,08$ de côté et de $0^m,15$ de hauteur . . 3 »

16.   —   —   dans un vase de $0^m,10$ de côté et de $0^m,19$ de hauteur. 4 25

17.   —   —   dans un vase de $0^m,12$ de côté et de $0^m,23$ de hauteur. 5 50

Couple de Daniell à ballon (fig. 5).

Ce couple ne diffère du précédent que par l'adjonction d'un réservoir en verre en forme de ballon, B, qui contient une provision de sulfate de cuivre. C'est par suite d'une différence de densité que le liquide saturé du ballon descend dans le vase

1. On préfère généralement le sulfate de magnésie au sulfate de zinc, parce qu'il se trouve à bas prix dans le commerce à l'état de grande pureté.

poreux, tandis que le liquide épuisé de celui-ci remonte dans le
ballon pour se saturer de nouveau.

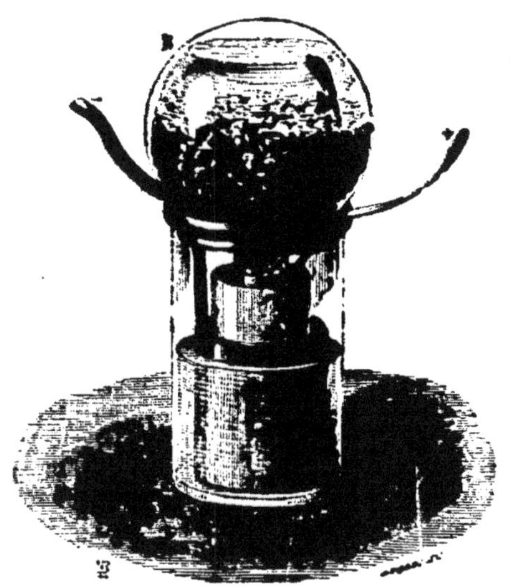

Fig. 5.

N° 18. Couple de Daniell à ballon dans un vase de verre carré
de 0^m,08 de côté et 0^m,15 de hauteur. 4 »

19. —   — dans un vase carré de 0^m,10 de côté
et 0^m,19 de hauteur 5 50

20. —   — dans un vase carré de 0^m,12 de côté
et de 0^m,23 de hauteur . . . . . . 7 »

Couple de Callaud (fig. 6).

Le couple à sulfate de cuivre a été heureusement modifié
par M. Callaud qui a supprimé le vase poreux. Son modèle se
compose d'un vase extérieur en verre, d'un cuivre C qui
descend au fond du vase et s'y épanouit d'une manière quelconque, et d'un zinc amalagamé Z.

Il se charge en jetant quelques cristaux de sulfate de cuivre
dans le fond du vase et en remplissant ce dernier avec une

solution de sulfate de zinc ou de magnésie. La solution cuivrique est retenue par sa densité à la partie inférieure du couple.

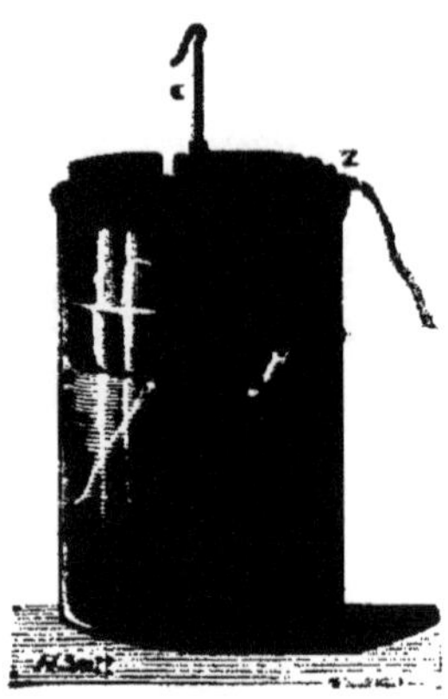

Fig. 6.

N° 21. Couple de Callaud dans un vase de verre carré de 0ᵐ,04 de côté et de 0ᵐ,10 de hauteur . . 0 75
22.   —   —   dans un vase de 0ᵐ,06 de côté et 0ᵐ,12 de hauteur. 1 25
23.   —   —   dans un vase de 0ᵐ08 de côté et de 0ᵐ,15 de hauteur. . . . . 2 »
24.   —   —   dans un vase de 0ᵐ,10 de côté et de 0ᵐ,19 de hauteur. 3 25
25.   —   —   dans un vase de 0ᵐ,12 de côté et de 0ᵐ,23 de hauteur. 4 50
26.   —   —   n° 23 muni d'un ballon réservoir . . 3 »
27.   —   —   n° 24   —   —   4 25
28.   —   —   n° 25   —   —   6 »

Couple de Daniell modifié.

Les couples à sulfate de cuivre ont l'inconvénient de dépenser presque autant à circuit ouvert qu'à circuit fermé, à cause de la grande solubilité du sel dépolarisateur. Aussi leur emploi est-il limité aux cas où l'on demande au générateur électrique un travail soutenu.

En vue de diminuer l'usure de ce couple à circuit ouvert, j'ai disposé, en avril 1881, l'appareil représenté par la figure 7.

Il se compose d'un bocal de verre B, d'un zinc amalgamé Z accroché au bord du bocal, d'un cylindre central P, poreux seulement de P en J et terminé à la partie inférieure par un vase de verre, enfin d'un cuivre C qui occupe toute la hauteur de P, et possède un appendice C'C" plongeant jusqu'au fond de B.

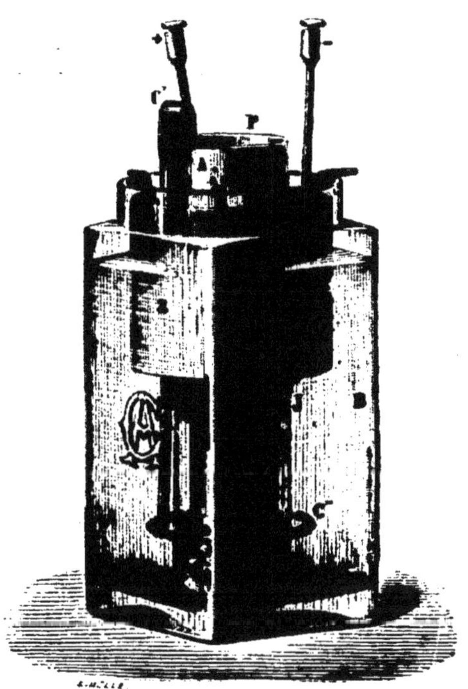

Fig. 7.

Il se charge en remplissant les deux vases avec une solution saturée de sulfate de zinc ou de magnésie étendue de son volume d'eau, et en jetant dans P quelques cristaux de sulfate de cuivre. La solution cuivrique se forme et s'élève jusqu'en J, mais elle ne peut aller au-dessus, à cause de la porosité de JP qui la laisse passer et tomber, en vertu de sa densité, au fond de B.

Lorsqu'on ferme le circuit de ce couple, l'action se passe d'abord entre C" et Z et réduit le sulfate de cuivre passé en B; ensuite il fonctionne comme un Daniell ordinaire entre C et Z.

Il résulte de cette disposition que, le zinc étant dans un

liquide exempt ou à peu près de sulfate de cuivre, l'usure dans les temps de repos est à peu près nulle.

N° 29. Couple de Daniell, modifié par A. Gaiffe (fig. 7), dans un vase carré de $0^m,08$ de côté et $0^m,15$ de hauteur . . . . 5 »

30.   —   —   dans un vase de $0^m,10$ de côté et $0^m,19$ de hauteur 6 50

31.   —   —   dans un vase de $0^m,12$ de côté et $0^m,23$ de hauteur . . . . 9 »

32.   —   —   dans un vase rond de $0^m,18$ de diamètre et de $0^m,26$ de hauteur . . 15 »

Il existe quelques autres couples à dépolarisateurs solubles, chlorure de cuivre, chlorure de mercure, bichlorure d'étain, etc., etc., qui sont inférieurs à celui à sulfate de cuivre à tous les points de vue.

Ceux à dépolarisateurs insolubles au contraire présentent, pour la composition des batteries médicales qui servent d'une façon très intermittente, l'avantage précieux de ne point travailler lorsque leur circuit est ouvert. Parmi ces couples, les deux systèmes les meilleurs sont : le couple à bioxyde de manganèse, qu'on doit aux travaux de la Rive, Guinet, Leroux et surtout de Leclanché, qui l'a grandement perfectionné en employant, comme liquide excitateur, le chlorhydrate d'ammoniaque, et celui à sulfate de mercure qui a été imaginé par M. Marié-Davy, mais il faut accorder la préférence à celui à manganèse *qui est adopté universellement sous diverses formes.*

Viennent ensuite celui à chlorure d'argent, de Warren de la Rue, et celui à oxyde de cuivre, de Lalande et Chapron, qui peuvent être utilisés dans certains cas.

COUPLES AU BIOXYDE DE MANGANÈSE

E = 1ᵛ45

Couple de Leclanché modifié.

J'ai disposé, pour l'usage médical, deux modèles de couples au manganèse : Le premier (1875) ne diffère de l'ancien modèle de Leclanché, dont le liquide excitateur est le chlorhydrate d'ammoniaque en dissolution dans l'eau, que par la manière d'employer le manganèse. Au lieu du mélange de grains de charbon et de manganèse que l'inventeur tassait simplement autour d'un prisme de charbon dans un vase poreux en terre, je dispose les deux corps en couches superposées et alternées *cccmmm*, comme le montre la figure 8, et j'obtiens ainsi, en ayant soin que les couches de charbon *ccc* communiquent bien avec le prisme central, des couples ayant une surface dépolarisante énorme pour leur volume, et par suite une constance relativement grande[1].

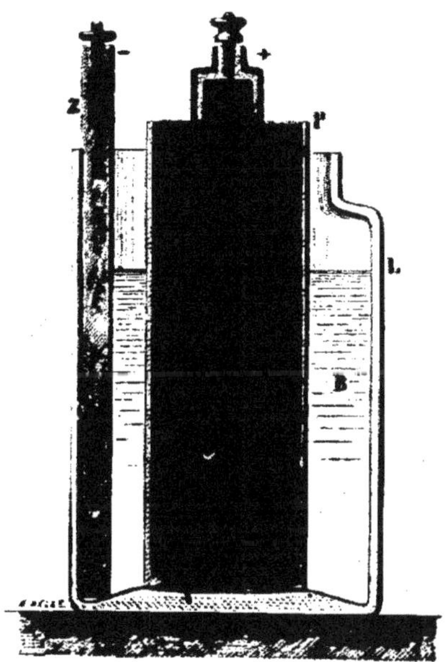

Fig. 8.

N° 33. Couple, au bioxyde de manganèse et chlorhydrate d'ammoniaque, à vase poreux en terre, contenu dans un vase de verre carré de 0^m,06 de côté et 0^m,12 de hauteur. Surface dépolarisante égale à 2 décimètres carrés environ (fig. 8)[2].   2 25

1. Tous les vases extérieurs de ces couples à chlorhydrate d'ammoniaque sont paraffinés, afin d'éviter autant que possible les sels grimpants qui troublent si rapidement leur marche.

2. Les prix des couples, destinés au service des sonnettes électriques et qui sont fabriqués spécialement pour cet usage, sont très inférieurs à ceux-ci. (Voir le catalogue spécial.)

Couple de A. Gaiffe.

Le second modèle de couple au manganèse, qui a été créé en 1878 uniquement en vue des besoins de la médecine, diffère notablement du précédent :

1° Le vase poreux en terre et le prisme de charbon sont remplacés par un cylindre creux de charbon (voir figure 9), qui sert à la fois de vase poreux et d'élément collecteur, et dans lequel se placent par couches superposées les grains de manganèse et de charbon;

2° La solution de chlorhydrate d'ammoniaque est remplacée par celle de chlorure de zinc;

3° L'espace annulaire compris entre le vase de verre et le cylindre poreux est fermé par un mastic, excepté au point où pénètre le zinc.

Il résulte de ces dispositions divers avantages :

Le vase de charbon, étant ouvert, peut être vidé et rechargé lorsque le bioxyde de manganèse qu'il contient est épuisé: un simple lavage à l'acide chlorhydrique le débarrasse de l'oxyde de zinc qui s'est déposé dans ses pores et lui rend toute sa

1. C'est une batterie de quelques couples de ce modèle qui actionne le système d'allumage électrique que j'ai créé, en 1873, pour l'Assemblée nationale de Versailles, et que j'ai construit de nouveau, en 1880, pour la salle des séances du Sénat, en 1884, pour la salle de concert Erhard, etc.

porosité première. Cependant il faut ajouter que l'opération ne se fait pas facilement si on laisse s'épuiser le couple complètement. On fera donc bien de le recharger aussitôt qu'on remarquera un abaissement très notable de sa puissance.

Le chlorure de zinc étant très soluble et déliquescent, les sels grimpants, si nuisibles à la bonne conservation des batteries, ne sont plus à craindre.

Enfin cette déliquescence, jointe au bouchage du vase de verre, arrête presque complètement l'évaporation du liquide excitateur, ce qui assure pour bien longtemps aux couples une marche régulière.

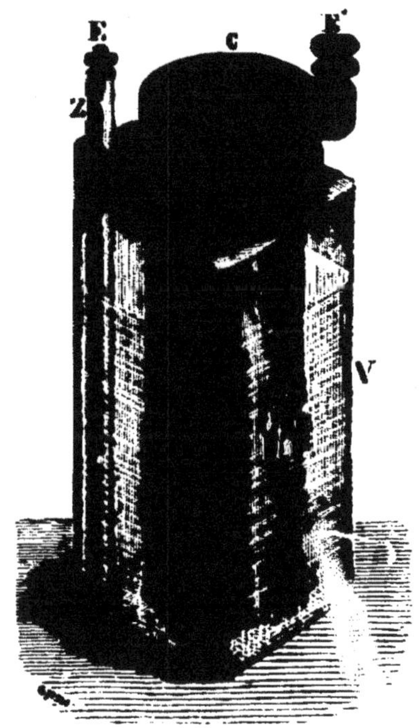

Fig. 9.

N° 40. Couple à vase poreux en charbon, chargé au ² oxyde de manganèse et chlorure de zinc dans un vase carré de 0^m,04 de côté et de 0^m,10 de hauteur. Surface dépolarisante de 6 décimètres carrés environ (fig. 9). 1 50

COUPLES AU SULFATE DE MERCURE

Couple de Marié-Davy.

$$E = 1°5$$

Ces couples, tels que je les construis (1875), ne diffèrent des
précédents que par les corps excitateur et dépolarisateur. Dans
ceux-ci, au lieu de manganèse, on met, dans le vase poreux en
charbon, des grains de charbon roulés dans une pâte d'oxydule
de mercure; et, dans le vase de verre une solution saturée de
sulfate de zinc ou de sulfate de magnésie étendue de son volume
d'eau.

Couple de Marié-Davy modifié.

$$E = 1°5$$

Le sulfate de bioxyde de mercure permet de constituer des
couples d'un grand pouvoir sous un petit volume. (Marié-Davy.)

En 1859, à une époque où le volume ou la forme des appareils
d'induction voltaïque paraissaient constituer un obstacle à leur
vulgarisation, j'ai, en vue de réduire le volume de ces appareils

et de leur donner le format commode du livre, aujourd'hui universellement adopté, construit ma pile au sulfate de bioxyde de mercure, tout à fait différente des précédentes dans son économie et dans ses visées (fig. 10).

Elle est formée de très petits couples charbon c et zinc z, au nombre de deux ou trois, reliés par des communications en platine et montés dans une petite cuvette d'ébonite. Une pincée de sulfate de bioxyde de mercure et un peu d'eau représente la charge de chaque couple, charge à renouveler chaque fois qu'on déplace l'appareil, mais capable de fournir environ 45 minutes de travail. Quand l'appareil n'est pas déplacé, il suffit de retirer les zincs après la séance pour pouvoir utiliser plus tard le sel restant non décomposé. Beaucoup de médecins et de malades donnent encore la préférence aux appareils ainsi actionnés et les emploient à demeure et au dehors. C'est avec ces piles qu'est actionné le modèle réduit de son appareil que M. Tripier nous a demandé pour la trousse des accoucheurs.

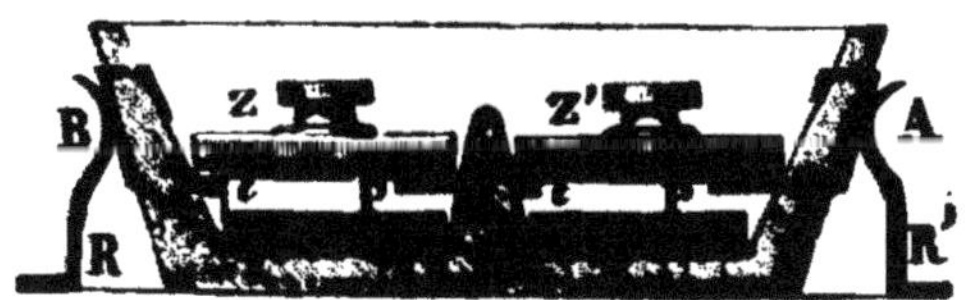

Fig. 10.

COUPLES AU CHLORURE D'ARGENT

E = 1'01

Le couple au chlorure d'argent, qui fut imaginé sous deux formes différentes par deux savants français, M. E. Becquerel et M. Marié-Davy, n'avait reçu aucune application jusqu'en 1868, époque à laquelle il fut perfectionné par M. Warren de la Rue et employé par lui dans ses belles expériences sur les courants voltaïques de haute tension.

En vue des applications médicales, j'ai aussi, de 1869 à 1872, modifié le couple au chlorure d'argent et créé plusieurs modèles répondant à des indications différentes (voir les fig. 11, 12 et 13). Dans tous ces modèles, le liquide excitateur de M. Warren de la Rue, formé d'une solution de chlorure de sodium, a été remplacé par une solution de chlorure de zinc pour les raisons qui ont été données à propos du couple au manganèse page 23 ; de plus, le liquide n'est pas libre, il est renfermé dans les pores d'un coussin de papier buvard placé entre les deux éléments du couple [1].

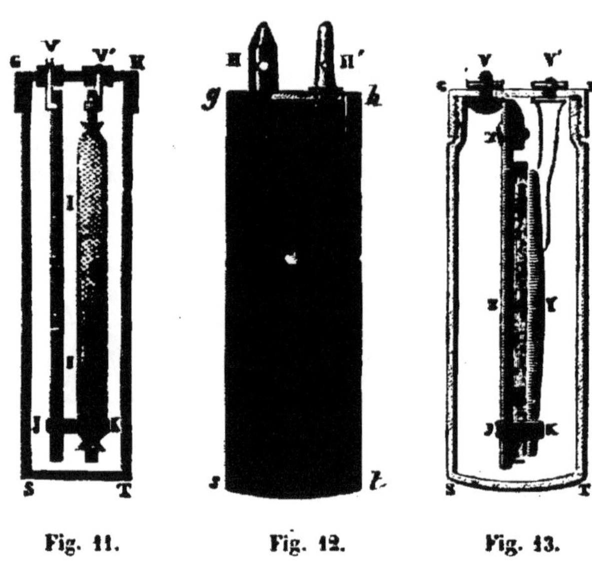

Fig. 11.   Fig. 12.   Fig. 13.

Ils se composent tous d'un vase en ébonite ST fermé par un couvercle à vis GH sur lequel sont fixés les éléments du couple : zinc amalgamé Z, plaque de chlorure d'argent fondu Y enfermé dans un sac de toile dans le couple fig. 11, et dans des cuvettes d'argent dans les couples 12 et 13. Un coussin de papier

1. L'idée d'enfermer le liquide excitateur dans un corps à espaces capillaires appartient à Volta, qui se servait de rondelles de drap imbibées d'eau acidulée pour séparer et exciter les couples de sa pile à colonne. Le docteur Hiffelsheim, vers 1860, s'est servi aussi de coussins de papier pour contenir le liquide excitateur d'un couple médical au sulfate de plomb. Depuis, beaucoup de constructeurs de piles ont suivi ces exemples.

buvard, placé en H, contient le liquide excitateur et maintient les lames à un écartement convenable.

Les couples au chlorure d'argent ainsi disposés permettent de composer des appareils très facilement transportables qui répondent à un besoin, mais qui ont les défauts inhérents aux piles dans lesquelles le liquide excitateur ne circule pas librement autour du zinc : Elles ne fonctionnent régulièrement que lorsqu'elles travaillent souvent. Si elles restent un certain temps, qui peut varier de 1 à 3 mois suivant qu'on est en été ou en hiver, sans que leur *circuit* soit fermé quelques instants au moins une fois tous les huit jours, la surface de leurs zincs s'oxyde et l'intensité du courant qu'elles peuvent fournir diminue rapidement.

N° 50. Couple à chlorure d'argent, petit modèle à agrafes (fig. 11), destiné à actionner les appareils d'induction, la pièce   6   »

51.   —   à chlorure d'argent, grand modèle. 8 50

52.   —   à chlorure d'argent, petit modèle à petite cuvette (fig. 12), pour batterie à courant continu   6   »

53.   —   à chlorure d'argent, petit modèle à grande cuvette (fig. 13 pour appareil d'induction). . .   7 50

54.   —   à chlorure d'argent, grand modèle.   11   »

55.   —   à chlorure d'argent, petit modèle à grande cuvette, destiné aux appareils d'induction n° 176   8 50

56.   —   à chlorure d'argent, grand modèle destiné aux appareils n° 177.   12   »

57.   —   n° 55, monté sur pied et portant, sur le couvercle, des serre-fils au lieu d'écrous. 9 50

58.   —   n° 56, monté comme le précédent.   13   »

Ces quatre derniers couples ont la même construction intérieure que les n°° 53 et 54 ; seulement les pièces qui rattachent le zinc au couvercle étant destinées à être en contact avec le liquide excitateur, sont en métal inattaquable, et les coussins de papier sont supprimés. Au moment de les employer on les charge du liquide excitateur qu'on rejette après l'opération. Ce liquide peut être simplement de l'eau salée.

N° 59. Recharge d'un couple à chlorure d'argent petit modèle[1].   1   »

60.   —   — grand modèle   2   »

---

1. J'engage les personnes qui se servent de mes piles à chlorure d'argent à les faire recharger par la maison ; la dépense ne sera pas plus grande et le travail sera fait régulièrement.

Couple étalon au chlorure d'argent.

$$E = 1^\cdot 00$$

Ce couple se compose de quatre lames de chlorure d'argent fixées à un couvercle de caoutchouc, d'un zinc amalgamé mobile et d'un vase en verre rond de 0^m,12 de diamètre et de 0^m,12 de hauteur. Le couvercle porte sur le côté un vase de caoutchouc contenant du mercure, dans lequel on place le zinc dans les temps de repos. Son liquide excitateur est une solution de chlorure de zinc pur dans de l'eau distillée pesant 7 degrés au densimètre.

Sa force électromotrice est exactement égale à 1 *volt* à la température de 18 degrés centigrades.

COUPLE AU BICROMATE DE POTASSE

DIT

PILE BOUTEILLE

$$E = 2^\cdot 00$$

Le couple au bichromate de potasse, sans vase poreux, est fort employé, malgré son inconstance, à cause de la grande énergie qu'il peut fournir à un moment donné. Il existe un grand nombre de modèles de ces couples, mais je donne seulement ici ceux qu'on utilise quelquefois pour actionner les appareils d'induction et pour rougir les cautères.

L'appareil (fig. 14) se compose d'une bouteille de verre fermée par un couvercle d'ébonite A, entrant à baïonnette dans une virole de laiton mastiquée au goulot de la bouteille, de deux lames de charbon CC', fixées au couvercle, d'un zinc Z porté par une tige à coulisse T qui sert à le plonger dans le liquide excitateur au moment d'opérer et à l'en sortir ensuite, enfin de 2 bornes serre-fils BB' qui livrent le courant.

Afin de rendre l'entretien de ce couple plus facile et ses réparations moins dispendieuses, j'en ai modifié, en 1878, quelques dispositions et le mode de fabrication.

L'appareil (fig. 15) se compose d'une bouteille portant un pas de vis imprimé dans le verre à la partie supérieure de son goulot, d'un couvercle à vis en ébonite A, d'un cylindre de charbon fendu, fixé au couvercle, d'un zinc Z porté par une tige à coulisse T, enfin de 2 serre-fils BB'. Les avantages de cette disposition sont les suivants : Toutes les pièces constituant ce couple sont moulées ou fabriquées par des machines et peuvent être remplacées facilement ; le cylindre de charbon moulé d'une seule pièce n'est pas fragile comme les lames de l'autre appareil ; enfin la suppression de la virole de laiton, comme moyen de fixage du couvercle à la bouteille, diminue les causes de détérioration de l'instrument et en rend l'entretien plus facile.

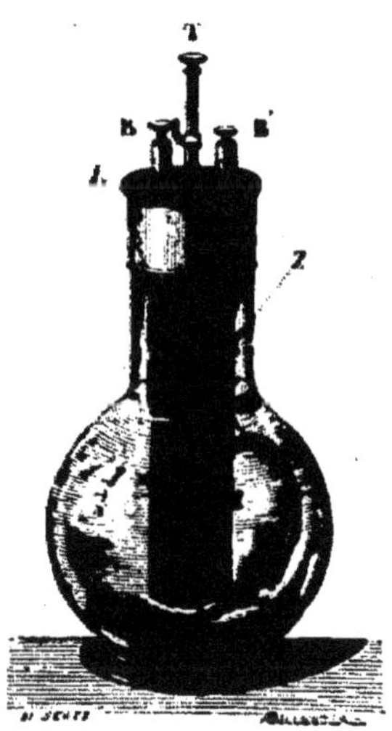

Fig. 14.

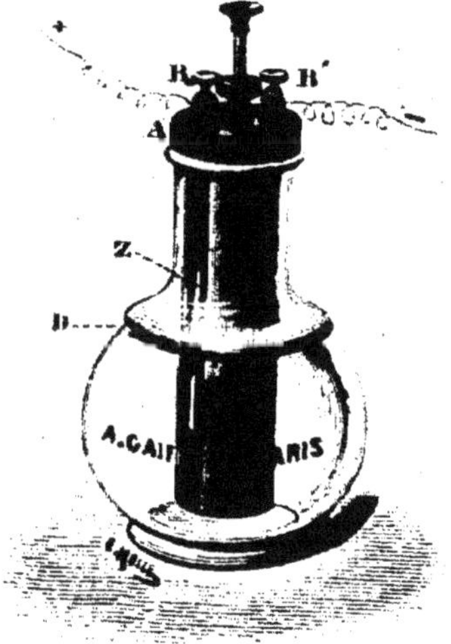

Fig. 15.

Ces couples se chargent avec un liquide excitateur formé en chiffres ronds :

Eau . . . . 800 gr.
Bichromate de potasse. . . . . 100 »
Acide sulfurique . . . . 200 »

ou avec une solution du sel chromique de Voisin et Dronier ou de Pressac, ce qui évite la manipulation d'acide. (Voir aux produits chimiques.)

On remplit le couple ancien jusqu'à environ 1 centimètre au-dessous de la naissance du col, et le couple nouveau jusqu'au bourrelet D. Il est important que le niveau du liquide soit assez bas pour que le zinc relevé ne soit plus en contact avec lui.

N° 62. Couple au bichromate, ancien modèle *ordinaire*, dans un vase de verre de 0^m,13 de hauteur environ (fig. 14) . .			4	50
63. —	—	dans un vase de 0^m,17 environ.	8	»
64. —	—	— 0^m,20 environ.	10	50
65. —	—	— 0^m,25 environ.	13	»
66. —	—	ancien modèle *soigné*, dans un vase de verre de 0^m,17 de haut environ.	11	»
67. —	—	dans un vase de 0^m,20 environ.	13	»
68. —	—	— 0^m,25 environ.	16	»
68 *bis*. —	—	— 0^m,30 environ.	24	»
69. —	ayant 3 charbons et 2 zincs dans un vase de 0^m,25 de hauteur.		22	»
70. —	dans un vase de 0^m,30 de hauteur		32	»
71. —	au bichromate nouveau modèle dans un vase de 0^m,13 de hauteur (fig. 15).		4	»
72. —	dans un vase de 0^m,18 de hauteur		6	50
73. —	dans un vase de 0^m,21 de hauteur		9	»
74. —	dans un vase de 0^m,26 de hauteur		12	»

Batteries à treuil.

J'ai construit, en juin 1869, pour un des laboratoires de la faculté de médecine de Paris, une batterie de couples au bichromate de potasse qui a été fort appréciée et s'est beaucoup vendue depuis (voir fig. 16).

Elle se compose : 1° de lames de charbon et de zinc amalgamé CC et Z, disposées en couples et fixées à une traverse de bois P ; 2° d'un treuil T, à rochet R, conduit par une manivelle M, qui sert à monter ou descendre les couples ; 3° de vases de verre VVV, contenant le liquide excitateur décrit page 29 ; 4° enfin, d'un bâti de chêne BB qui supporte tout l'appareil.

Le treuil permet de plonger plus ou moins les couples dans

le liquide excitateur, suivant l'intensité de courant à obtenir,
de les fixer, à l'aide du rochet, à la hauteur voulue, et de les
en sortir complètement pendant les temps de repos.

N° 75. Batterie à treuil de 3 couples dans des **vases de verre**
de 0^m,14 de diamètre et 0^m,20
de hauteur (fig. 16). . . . .   100 fr

76.   —   —   6 couples . . . .   150 »
77.   —   —   10 couples divisée en 2 séries de
5 couples et munie de 2 treuils   240 »
78.   —   —   3 couples dans des vases de verre
de 0^m,18 de diamètre et 0^m,26
de hauteur . . . .   150 »
79.   —   —   6 couples . . . .   225 »
80.   —   —   8 couples divisée en 2 séries de
4 couples et munie de 2 treuils   330 »
81.   —   —   10 couples divisée en 2 séries de
5 couples et munie de 2 treuils   400 »

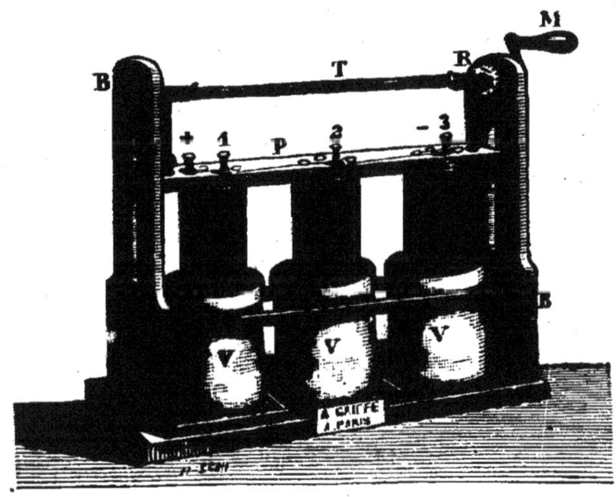

Fig. 16.

COUPLE A OXYDE DE CUIVRE

E = 0'8

Ce couple, inventé par MM. Delalande et Chapron, se compose d'un zinc amalgamé et d'un élément collecteur en fer. Il se

charge avec de l'oxyde noir de cuivre et une solution aqueuse
de potasse caustique à 35 pour 100 environ. Dans quelques-
uns des modèles l'élément collecteur constitue le vase extérieur
de ce couple.

En circuit résistant ce couple est très constant; en court circuit, il se polarise sensiblement. A circuit ouvert il ne dépense
rien.

N° 82. Couple hermétique dans un vase de verre carré de
      0^m,04 de côté. 3 50
  83.   —   dans un vase de verre carré de 0^m,08 de côté. 5 50
  84.   —   dans un vase de fonte de fer rond de 0^m,05 de
      diamètre . . . . 4 »
  85.   —   dans un vase de fonte de fer rond de 0^m,09 de
      diamètre . . . . 6 »

CHAPITRE III

BATTERIES VOLTAIQUES ET APPAREILS ACCESSOIRES

Batteries à courant continu.

N° 86. Pince électrique composée de 2 couples, se dépolari-
          sant par l'air, pour les expériences
          de physiolologie. . . . . 10 »
86 *bis* —   —   de 4 couples. . . . . 15 »

Les couples composant ces pinces sont formés d'une plaque
de zinc amalgamé, d'une plaque de charbon poreux sur laquelle
on étend une mince couche de bioxyde de manganèse, et d'une
feuille de drap qui sépare les éléments du couple et contient le
liquide excitateur. Au moment de l'emploi, on trempe la pince
dans le vinaigre, et immédiatement l'appareil devient assez énergique pour que deux couples décomposent très bien l'eau.

C'est l'air atmosphérique qui, arrivant librement à la plaque
de charbon poreux, est le principal dépolarisant des couples.

N° 87. Couple du Dr Tripier pour la galvanisation continue
          avec conducteur de 0^m,50 ou au-dessous. . . 2 »
87 *bis*. —   avec conducteur de 1 mètre. 2 25

Ce couple se compose d'un disque de zinc et d'un disque de
charbon couvert de peau, reliés par un conducteur métallique
simple, plus ou moins long suivant l'écartement des points sur
lesquels il doit agir.

Il s'applique directement sur la peau du patient et est ex-
cité par les liquides de l'organisme.

Dans cette disposition, le circuit intérieur du couple étant
formé par le corps du patient, le courant va à travers ce dernier
du zinc au cuivre.

Batterie simple au bioxyde de manganèse et chlorure de zinc [1] (fig. 17).

Se préparant pour chaque malade, sur ordonnance du médecin, avec le nombre de couples voulu. L'appareil contient un petit galvanoscope divisé en degrés égaux *dont la valeur, déterminée expérimentalement, est indiquée sur un tableau.* Des pièces disposées *ad hoc* permettent de prendre le courant de 2, 4, 6, 8, etc., couples.

Lorsqu'il est nécessaire, afin d'éviter les chocs voltaïques, de faire passer graduellement le courant par le malade, on fixe sur l'appareil, au-dessus des pièces 2, 4, 6, 8, etc., un collecteur rectiligne, (figure 18), qui permet de faire entrer successivement, et deux par deux, les couples dans le circuit sans qu'il puisse se produire d'intermittence.

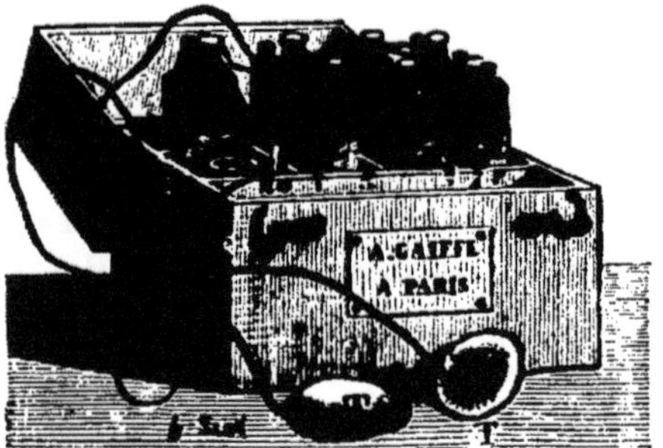

Fig. 17.

N° 88. Batterie de 3 couples dans une boîte en bois noirci, accompagnée d'une paire de plaques excitateurs montés sur réophores, n° 233 petit modèle (fig. 17) . . . . 16 ·

89.	—	5 couples	20	»
90.	—	7 —	24	»
91.	—	9 —	28	»
92.	—	11 —	32	»
93.	—	14 —	38	»

1. Les couples médicaux à sulfate de cuivre, à sulfate de mercure et à manganèse, portés sur ce catalogue, étant montés dans des vases extérieurs semblables, peuvent se substituer les uns aux autres dans toutes les batteries.

N° 94. Batterie de 17 couples.	44	»
95. — 20 —	50	»
96. — 24 —	58	»
97. — 29 —	68	»
98. — 34 —	78	»
99. — 39 —	88	»
100. — 44 —	98	»
101. — 49 —	108	»
102. — 54 —	118	»
103. — 59 —	128	»
104. — 64 —	138	»
105. — 69 —	148	»
106. — 74 —	158	»

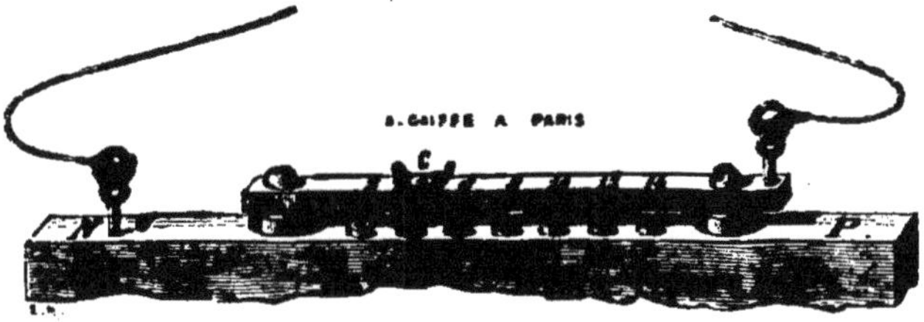

G. GAIFFE A PARIS

Fig. 18.

L'addition d'un collecteur rectiligne (fig. 18) aux batteries

			n°s 88 à 90 en plus . .	4	»
—	—	aux batteries n°s 91 à 93 en plus . .		5	»
—	—	—	n°s 94 à 96 en plus . .	6	»
—	—	—	n°s 97 à 99 en plus . .	7	»
—	—	—	n°s 100 et 101 en plus.	8	»
—	—	—	n°s 102 et 103 en plus.	9	»
—	—	—	n°s 104 et 105 en plus.	10	»
—	—	—	n° 106 en plus	11	»

La substitution d'une boîte en acajou verni à la boîte en bois noirci, qui renferme ordinairement ce genre de batterie, fait pour les batteries n°s 88 et 89 une augmentation de . . . . 9 »

—	pour les batteries n° 90 une augmentation de		10	»
—	—	n° 91 —	11	»
—	—	n° 92 —	12	»
—	—	n° 93 —	13	»
—	—	n° 94 —	15	»
—	—	n° 95 —	17	»
—	—	n° 96 —	20	»
—	—	n° 97 —	25	»

L'augmentation est ensuite régulièrement de 5 francs par numéro.

Batterie à collecteur double (fig. 19)

Composée de couples au bioxyde de manganèse et chlorure de zinc, et munie d'un collecteur double qui permet de prendre les couples de deux en deux, d'un galvanomètre ordinaire, n° 156, d'un interrupteur pour produire les chocs voltaïques et des accessoires suivants : une paire de réophores, une paire de manches isolants et une paire de boutons de charbon. Cette pile peut être complétée par un réostat de 40,000 unités, n° 166, qui permet de faire varier l'intensité du courant sans changer sa tension, et sa tension sans changer son intensité, par un renverseur de courant, n° 167, et par un galvanomètre divisé en unités d'intensité, n°ˢ 157, 158 ou 159.

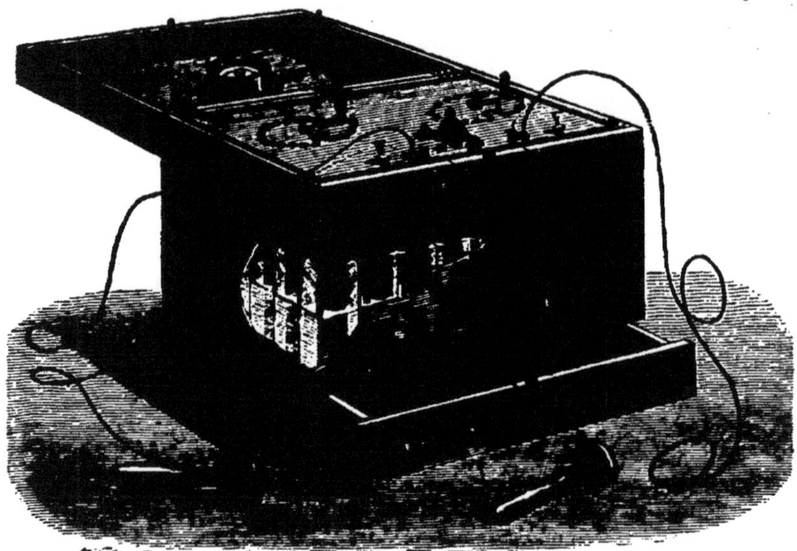

Fig. 19.

N° 107. Batterie portative de 24 couples (fig. 19). . . . . 160 »
    108.   —   —   36   —   . . . . 190 »
    109.   —   —   48   —   . . . . 220 »
    110.   —   —   60   —   . . . . 250 »

C'est une pile de ce genre qui a servi à faire, sous la direc-

tion du Dr Beaumetz, des opérations d'électrolyse sur les anévrismes, et qui est encore employée aujourd'hui pour le même
usage dans les hôpitaux de Paris.

Batterie au chlorure d'argent (fig. 20).

Plus portative que le modèle précédent, et jouissant des
mêmes avantages.

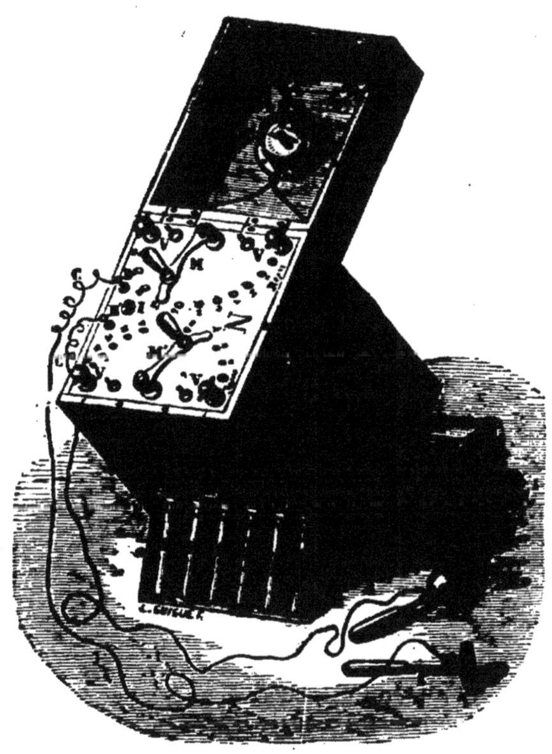

Fig. 20.

Les batteries à chlorure d'argent sont surtout destinées aux
docteurs et aux malades qui sont appelés à se déplacer souvent
parce que, ne contenant pas de liquide libre, elles peuvent voyager
sans danger (voir page 25).

N° 111. Batterie de 18 couples au chlorure d'argent, n° 52,
pour les applications du courant continu, dans une boîte en acajou (fig. 20).   200 »

112.	—	24 couples.	250 »
113.	—	30 —	300 »
114.	—	36 —	350 »
115.	—	42 —	400 »
116.	—	48 —	450 »
117.	—	54 —	500 »
118.	—	60 —	550 »

119. Batterie de 24 couples au chlorure d'argent , n° 53,
pour les opérations d'électrolyse. . .   285 »

120.   —   30 couples. . . . ., . . .   345 »

**Batterie de cabinet composée de couples au bioxyde
de manganèse n° 41 ou 42.**

Dans un meuble de chêne en forme de pupitre et réunissant les mêmes dispositifs que les précédentes. Cette pile peut fournir 6 ou 10 heures de travail médical quotidien pendant fort longtemps (une année au moins), sans avoir besoin d'être rechargée. Cette batterie porte un ampèremètre n° 160, 161 ou 162.

N° 121. Batterie de cabinet composée de 24 couples, n° 41
(fig. 21). . . . .   255 »

122.	—	—	—	36 couples.		320 »
123.	—	—	—	48 —		385 »
124.	—	—	—	60 —		450 »
125.	—	—	—	24 —	n° 42. .	285 »
126.	—	—	—	36 —		360 »
127.	—	—	—	48 —		440 »
128.	—	—	—	60 —		520 »

L'addition d'un renverseur de courant augmente le prix des batteries portatives ou fixes de. . . . .   10 »

—   d'un réostat qui permet de faire varier l'intensité du courant sans changer sa tension, et sa tension sans changer son intensité (voir n° 166), augmente le prix des batteries de. . . . .   75 »

La substitution d'un galvanomètre d'intensité n° 157, 158 ou 159, au galvanomètre ordinaire, augmente le prix de. .   15 »

Ces trois derniers genres de batteries, qui, lorsqu'ils sont complets, se graduent facilement comme intensité et comme tension, peuvent servir à toutes les applications médicales du courant, depuis celles auxquelles suffit une action chimique extrêmement faible, jusqu'aux opérations de galvanocaustique chimique (ÉLECTROLYSE) qui demandent des courants énergiques.

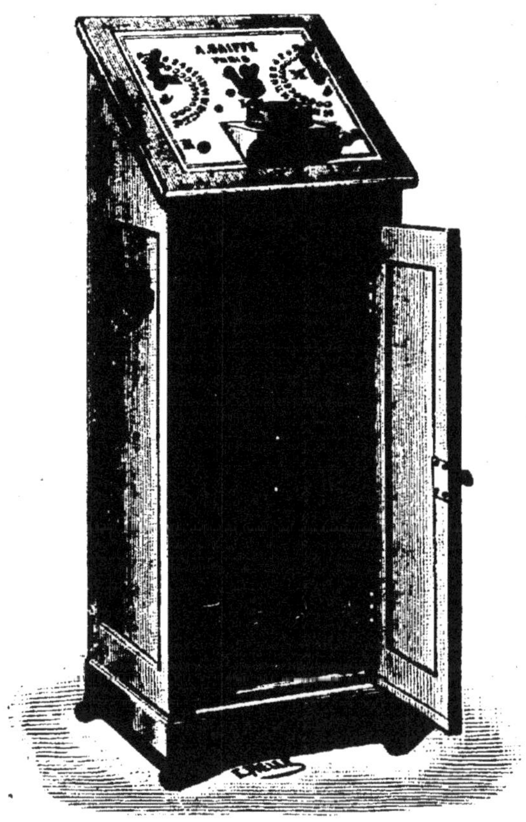

Fig. 21.

Nous rappelons ce que nous avons dit au chapitre des couples, que ceux au bioxyde de manganèse, au sulfate de cuivre et au sulfate de mercure étant montés dans des vases semblables, peuvent se substituer les uns aux autres dans la composition des batteries.

APPAREILS ACCESSOIRES

Collecteurs simples, avec pédale

N° 129. Permettant de faire entrer dans le circuit successivement de deux en deux tous les couples d'une batterie de 18 couples. 22 50

130. Le même, pour batterie de 24 couples.					25 »
131.	—	—	30	—	27 50
132.	—	—	36	—	30 »
133.	—	—	42	—	32 50
134.	—	—	48	—	35 »
135.	—	—	54	—.	37 50
136.	—	—	60	—	40 »
137.	—	—	66	—	42 50
138.	—	—	72	—	45 »

Collecteurs à double cadran, avec pédale (fig. 23).

Mon collecteur à double cadran permet, étant donnée une pile montée en vue des **résistances quelconques** que pourra offrir le circuit extérieur : 1° de faire entrer les couples un à un ou deux à deux dans le circuit, suivant que la batterie est reliée au collecteur couple par couple ou deux couples par deux couples, sans que jamais la variation d'état dépasse celle due à l'accroissement d'intensité déterminé par l'addition d'un ou de deux couples ; 2° de faire entrer dans le circuit un segment quelconque de la pile, ce qui permet, dans les cas où un nombre restreint de couples est mis en action, de répartir le travail de façon à ne pas constamment user les mêmes.

Le schema ci-contre (fig. 22) permet de voir clairement l'économie d'un de ces organes monté pour prendre les couples un par un. Une double rangée de boutons métalliques 0, 1, 2, 3, 4, etc., reliés deux à deux par des fils conducteurs, représente les extrémités polaires des couples de la pile N, P. Pour cela, les douze premières paires sont en communication avec les pôles négatifs des couples de la pile, tandis que la treizième est en communication avec le pôle positif du dernier. On peut donc, attachant convenablement à ces boutons les réophores A P'I, B N', y recueillir le courant fourni soit par la pile entière, soit par un segment quelconque de celle-ci. Les insertions représentées sur la figure donnent le courant de six couples, de 4 à 9 inclusivement.

Le contact des réophores avec les boutons est assuré par des ressorts en T, A et B, représentés ici mobiles le long des rainures *aa, bb*. La branche transversale du T des ressorts est assez longue pour qu'ils puissent poser sur deux boutons à la fois, et que l'introduction d'un nouveau couple dans le circuit ait lieu avant l'abandon du couple précédent, de façon que la variation d'état soit limitée à celle de l'addition d'un couple, sans variation négative préalable répondant à la brusque suppression de tout le courant qui passait d'abord.

Le ressort A pouvant être amené sur l'un quelconque des boutons de la rangée de gauche, et le ressort B sur l'un quelconque des boutons de la rangée de droite, on pourra recueillir le courant d'un segment quelconque, initial, terminal ou intermédiaire, le contact le plus rapproché de O étant négatif.

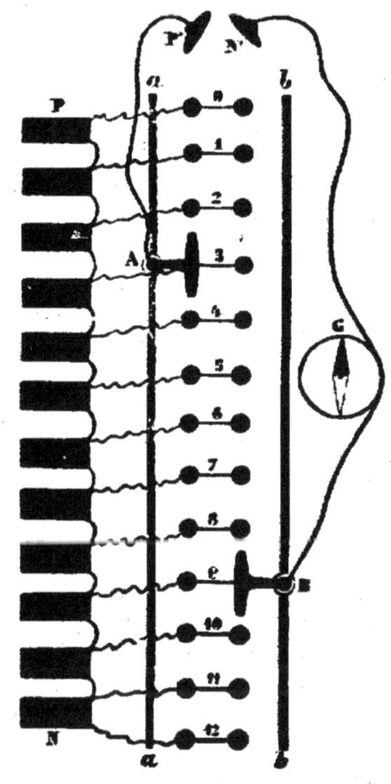

Fig. 22.

On a ainsi la facilité, dans les applications où l'on n'utilise qu'un nombre restreint de couples, de les choisir où l'on veut, ménageant les autres, et d'éviter ainsi de faire porter exclusivement la dépense chimique sur l'une des extrémités de la pile.

Maintenant que, sans rien changer à l'économie générale de ce mécanisme, on donne à chacune des rangées de boutons la forme curviligne (fig. 23), on pourra rendre fixe, au centre de la courbe, la base des ressorts en T ; à leur glissement le long des rainures se trouvera alors substituée la rotation autour d'un point fixe ; et l'on aura simplifié la manœuvre en même temps qu'économisé la place.

Ce collecteur permet enfin de vérifier en peu de minutes l'état de la pile qu'on va employer. Fermant le circuit extérieurement avec l'un des réophores fixé par ses extrémités aux deux points d'attache, R R', on fait entrer dans le circuit les couples successivement un à un. La boussole traduit immédiatement leur activité ou leur défaillance.

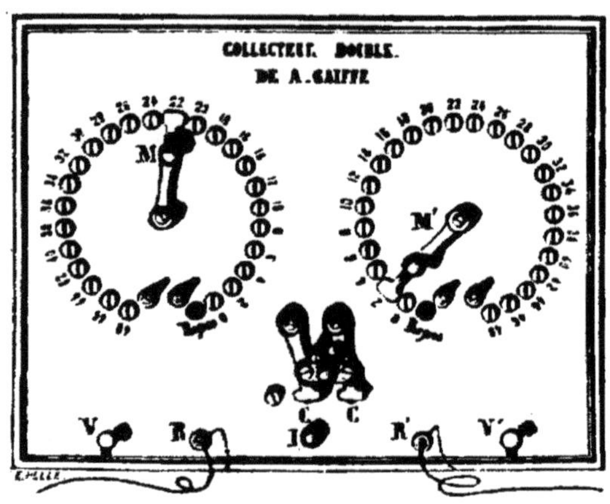

Fig. 23.

N° 139. Collecteur double permettant de faire entrer dans le circuit successivement de deux en deux tous les couples d'une batterie de 18 couples. 32 50
140. Le même, pour batterie de 24 couples. . . . . 36 »
141.   —   —   30   — 39 50
142.   —   —   36   —   . . . . 43 »
143.   —   —   42   — 46 50
144.   —   —   48   —   . . . . 50 »
145.   —   —   56   — 53 50
146.   —   —   60   —   . . . . 57 »
147.   —   —   64   — 60 50
148.   —   —   72   —   . . . . 64 »

Interrupteurs. — Condensateur.

Il est des applications voltaïques dans lesquelles on fait agir le courant, non plus d'une manière continue, mais en l'interrompant périodiquement avec autant de régularité que possible. Si les interruptions doivent être très espacées, on peut les faire à la main, au niveau de la surface d'application ; mais il est mieux de les faire avec la clef n° 150 ou la pédale n° 149 dans un point quelconque de la portion inerte du circuit. Si elles doivent être rapides, on intercale dans le circuit le métronome interrupteur n° 151 ou l'interrupteur automatique n° 152.

A l'exemple du professeur Marey, pour les expériences de physiologie duquel j'ai construit l'interrupteur représenté au milieu de la figure schématique n° 24, le Dr Boudet de Paris emploie, en thérapeutique, les décharges des condensateurs, ce qui permet de doser rigoureusement l'énergie électrique utilisée et de provoquer les contractions maxima d'un muscle, presque sans douleur pour le patient.

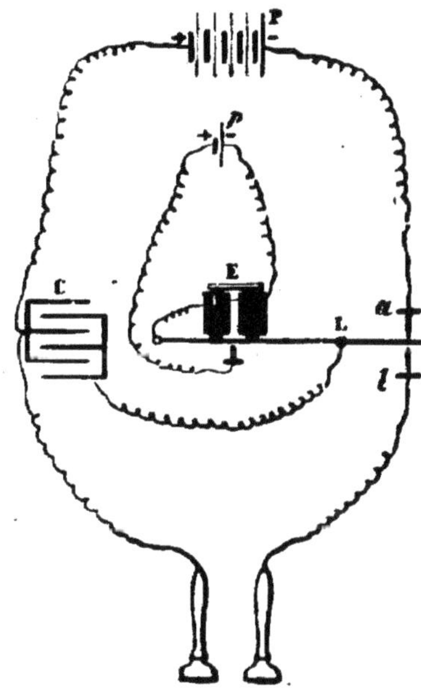

Fig. 24.

L'appareil complet du Dr Boudet (fig. 24) se compose :

1° d'une batterie P, choisie parmi les n°s 95 à 114 . . . . . .
2° d'un interrupteur automatique E, n° 152 . . . .
3° d'un condensateur C, n° 153 . . . .
4° enfin des conducteurs et excitateurs n°s 222, 225 et 227 . .

En suivant le tracé des conducteurs sur la fig. 24. On voit que la pile P charge le condensateur C lorsque le levier L est en contact avec *a* ; et, qu'au contraire, le condensateur se décharge sur le patient, lorsque L est en contact avec *b*.

La clef n° 150 et le métronome n° 151 peuvent se substituer à cet interrupteur.

Une petite pile *p*, n° 189, entretient le mouvement de cet interrupteur dont le levier L, oscille entre les contacts *ab*.

Galvanomètres [2].

Dans la séance du 26 septembre 1881 et du 16 mars 1885, j'ai présenté à l'Académie des sciences des galvanomètres d'intensité et de force électromotrice dont les cadres multiplicateurs, au lieu d'être de forme rectiligne, ont leurs fils roulés autour de l'aiguille suivant certaines courbes qui rendent les déviations angulaires de l'aiguille proportionnelles aux intensités [3].

Dans le premier appareil, la courbe qui était elliptique donnait la proportionnalité jusque vers le 35° du cercle. Dans le dernier, présenté récemment (fig. 26), le fil forme une courbe d'un degré élevé qui ressemble à une caustique de réflexion dont les concavités regarderaient l'aiguille. Avec cette nouvelle disposition, la proportionnalité existe jusque vers le 70° du cercle, de chaque côté du 0 de l'échelle.

---

1. Cet instrument est construit uniquement en vue des applications médicales.

2. Voir l'avant-propos et la note qui en dépend.

3. Ces instruments sont des perfectionnements de ceux créés par moi en 1873. (Voir l'avant-propos.)

Par suite, mes galvanomètres d'intensité et de force électro-motrice ont leur échelle divisée en degrés de valeurs angulaire et électrique égales. Ils donnent, par simples lectures, l'intensité ou la tension des courants, et permettent de doser aussi facilement l'électricité que l'on dose les produits chimiques qui entrent dans la composition des médicaments à l'aide de la balance.

L'état magnétique de l'aiguille des galvanomètres pouvant être affecté par le passage de courants énergiques, j'évite, autant que possible, dans mes appareils électro-médicaux, l'usage des galvanomètres verticaux, dont les déviations sont dépendantes de l'état magnétique, et dont, par conséquent, les indications ne sont pas toujours comparables entre elles. Les galvanomètres horizontaux donnant toujours les mêmes déviations pour un même champ magnétique et pour une même intensité de courant, quelle que soit la puissance magnétique de l'aiguille, sont de beaucoup préférables [1].

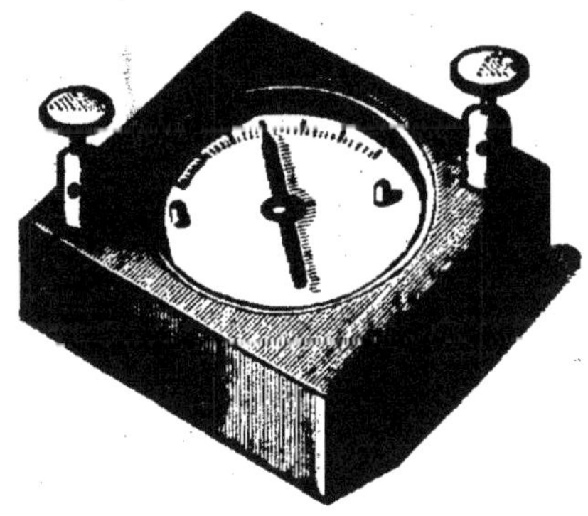

Fig. 25.

1. Dans les maisons modernes, dont la charpente est en fer, le champ magnétique est très variable, aussi les indications données par les galvanomètres sont-elles souvent très erronées. Dans certaines conditions exceptionnelles, les erreurs peuvent atteindre 15 °/₀. Le docteur fera donc bien d'adopter une place fixe pour son galvanomètre ou sa batterie à courant continu et de déterminer pour ce point la valeur des degrés de son instrument.

L'opération se fera très simplement à l'aide d'un couple constant de force électro-motrice connue, le n° 57, par exemple, dont E = 1'01, et du réostat n° 166 : Après avoir réuni en un seul circuit, par des *conducteurs en cuivre*, le couple, le réostat et le galvanomètre, on intercalera, à l'aide du réostat, la somme des résistances nécessaires pour que, ajoutées à celle

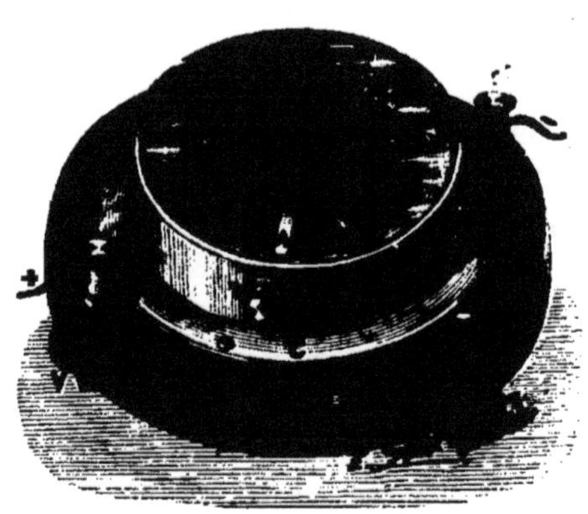

Fig. 26.

indiquée sur le galvanomètre et à l'unité qui représente approximativement les résistances réunies du couple et des conducteurs, le total forme le nombre 101. (Ce nombre dépend directement de la force électro-motrice du couple employé. Pour des forces électro-motrices égales à 1°07, 1°45, etc., il devrait être 107, 145, etc.) Les choses étant ainsi disposées, la déviation du galvanomètre, quelle qu'elle soit représentera 10 milliampères ou 100 dixmilliampères. On en déduira facilement, par une simple division, la valeur qu'aura, au lieu choisi, un degré de l'échelle. Supposons qu'opérant avec un ampèremètre en milliampères, la déviation qui, régulièrement, devrait être de 10 soit seulement de 8 degrés : on aura 0°010 milliampères divisés par 8, soit 0°00125 pour la valeur d'un degré de l'échelle. Avec un ampèremètre en dixmilliampères, au lieu d'être de 100 la déviation serait de 80 degrés et la valeur d'un degré serait égale à 0°0100 dixmilliampères divisés par 80, soit 0°000,125.

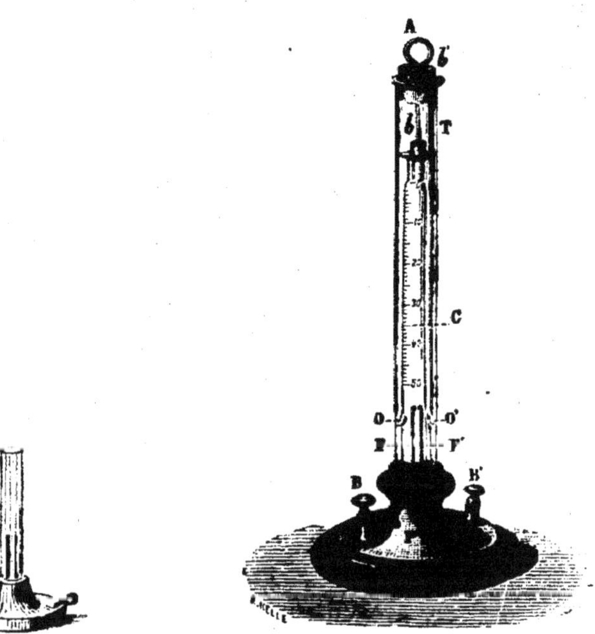

Fig. 27.   Fig. 28.

Ce petit instrument se compose de deux tubes de verre con-
centriques, dont l'un, le central C, qui enveloppe les électrodes
de platine, est divisé et sert à recueillir et à mesurer les gaz mé-
langés, produits de la décomposition de l'eau ; et dont l'autre,
T, est le réservoir de liquide. Les deux tubes communiquant
entre eux par les tubulures OO', il suffit, après chaque expérience,
de soulever un instant par l'anneau A le bouchon *b* qui ferme

1. Voir pour les autres galvanomètres, le catalogue spécial des instruments de mesures.

le tube central pour remplir de nouveau ce dernier de liquide.

Le coulombmètre à eau ne donne pas dès indications absolues, mais il permet de totaliser approximativement l'action chimique accomplie pendant une application électrique et par conséquent peut rendre des services.

Afin d'en rendre l'emploi plus commode, j'ai substitué, dans ce genre d'appareil, à la division en centimètres cubes employée jusqu'ici, celle en coulombs (unités de quantité). Chaque degré, qui est subdivisé en dixièmes, est égal à $0^{cc}1740844$ et représente, à la température de 0 et à la pression de $0^{m}76$, le travail d'un ampère pendant une seconde, c'est-à-dire un coulomb.

Réostats médicaux.

Pour être d'un usage pratique en médecine, le réostat demandait à être très portatif, tout en offrant une résistance considérable qui permît de faire varier dans de larges limites l'intensité des courants. Le problème a été résolu en constituant les grandes résistances par des fils de maillechort extrêmement ténus qui peuvent cependant supporter parfaitement l'action de courants plus énergiques que ceux employés en médecine. Quoique comportant 40,000 unités de résistance, ce réostat peut être ajouté aux batteries sans augmentation de leur volume.

Le réostat médical formé de fils métalliques est un appareil transportable; de plus, sa division décimale permet de l'employer comme appareil de mesures approximatives. (Voir la note page 45, et la description de l'audiomètre du Dr Boudet, page 65.) Il est donc des cas où le docteur devra lui donner la préférence. Mais lorsque l'appareil est employé, à poste fixe, à régler simplement l'intensité des courants continus, on peut le remplacer économiquement par un réostat à liquide. J'ai disposé pour cet usage un instrument peu volumineux qui se manœuvre par une vis de rappel, et dont les résistances varient environ entre 10 et 150.000 ohms.

Le réostat et le collecteur sont employés, dans les applications continues de l'électricité voltaïque, pour en régler exactement l'intensité; et, dans les applications intermittentes de la même, pour faire varier la tension et l'intensité indépendamment l'une de l'autre.

N° 166. Réostat médical [1], à division décimale, comportant
    41,110 unités de résistance (fig. 29).   80   »
166 bis. Réostat à liquide pouvant donner de 10 à 150.000
    unités de résistance environ.   30   »

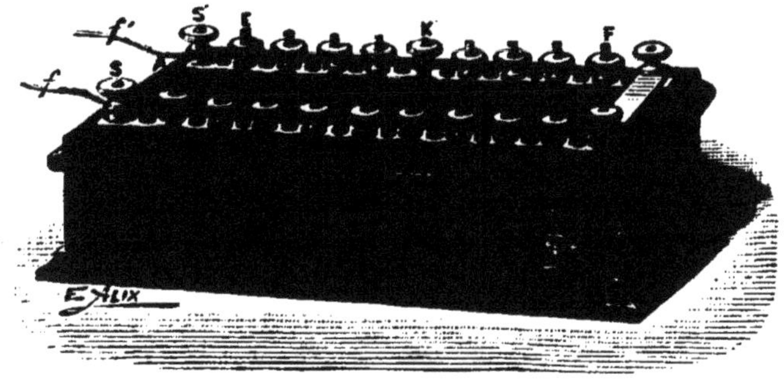

Fig. 29.

167. Renverseur de courant à mouvement alternatif (fig. 30)   12   »
168. Le même à mouvement circulaire par une came. . .   15   »

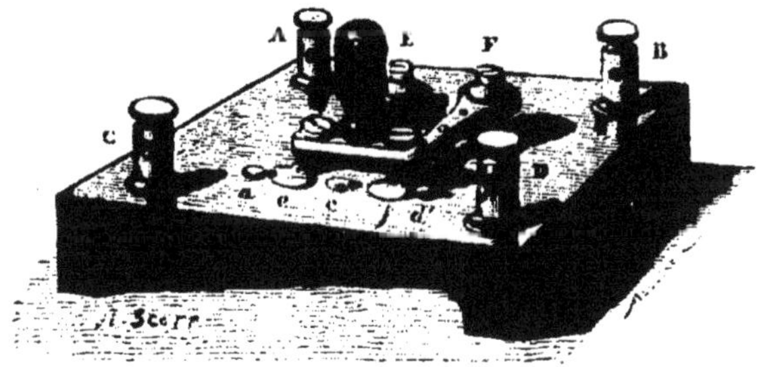

Fig. 30.

169. Combinateur de courants du Dr de Watteville, permet-
    tant d'envoyer aux excitateurs le courant voltaïque,
    le courant d'induction ou les deux courants réunis   20   »
    Pour les petites pièces accessoires, des appareils
    électro-médicaux en général, voir chapitre VI.

1. Les bobines de ce réostat sont réglées à un centième près de leur
valeur nominale. Voir pour les réostats très exacts le catalogue spécial
d'appareils électro-métriques.

CHAPITRE IV

APPAREILS D'INDUCTION

Appareils volta-faradiques.

Les appareils d'induction employés en médecine sont tous. malgré leur apparente variété, construits suivant un type uniforme (fig. 31).

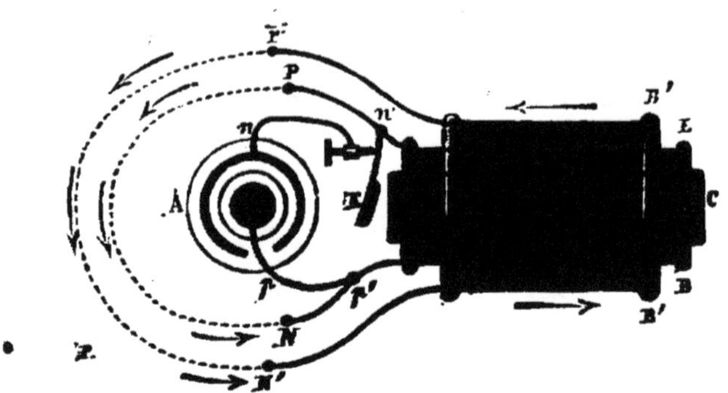

Fig. 31.

Dans tous. une pile de faible tension A se ferme sur un circuit hélicoïdal B formé par un fil assez gros et assez court pour ne pas présenter au passage du courant une résistance inutile. Dans tous. ce circuit porte dans son axe un barreau de fer doux ou un faisceau de fils de fer C dont le rôle est double : par ses aimantations et ses désaimantations successives, il agit comme inducteur sur le circuit ou plutôt sur les circuits qui le recouvrent et agit sur eux dans le même sens que le courant de la pile ; dans les mêmes circonstances, il agit alternativement comme aimant et comme corps neutre sur un marteau de fer doux E dont les oscillations déterminent l'ouverture et la fermeture du circuit de la pile, et qui devient ainsi un interrupteur automatique. Dans tous ces appareils, enfin, la bobine B est recouverte d'une bobine B'. Le circuit de la bobine B' se complète par des réophores attachés en P' N' aux extrémités de son fil ; quant à celui de la bobine B, il bifurque : fermé d'une manière intermittente sur la pile, il peut se compléter en P et N par des réophores représentant un circuit de dérivation capable d'être fermé ou ouvert d'une façon permanente.

Le courant induit inverse, d'établissement et d'aimantation, développé dans le circuit B*y*, contrarie le courant de la pile, dont il annule les effets sensibles. Aussi le regarde-t-on comme négligeable, et dit-on que les *extra-courants*, qui se produisent dans le circuit de la pile, sont de direction constante : on ne tient compte ici que des courants induits de rupture et de désaimantation, qui tous sont directs.

Dans la bobine induite B', les choses se passent un peu différemment. L'induction de fermeture et d'aimantation y a son effet comme celle de rupture et de désaimantation ; aussi y obtient-on nettement des courants induits de directions alternativement opposées. On est convenu cependant de leur attribuer une orientation d'ensemble, et le choix de celle-ci a porté sur la direction du courant induit de rupture et de désaimantation. La raison de ce choix est que, bien que les *quantités* de ces deux courants soient les mêmes, l'*intensité* du courant de rupture, courant direct, est plus grande, le temps pendant lequel dure l'état variable auquel il doit naissance étant plus court que celui de l'état variable correspondant à la fermeture. Les réactions physiologiques sont aussi fort inégales ; celles provoquées par le courant induit de rupture et de désaimantation étant beaucoup plus marquées.

Appareils volta-faradiques de poche à pile au sulfate de bioxyde de mercure.

N° 170. Petit modèle (fig. 32). . . . . 18 »
   171. Moyen modèle, organes et excitateurs en cuivre (fig. 33). 25 »
   172. Moyen modèle, organes et excitateurs en cuivre
       nickelé [1]. . . . . 30 »
   173. Grand modèle. . . . . 45 »

1. A partir de ce numéro, tous les appareils volta-faradiques contenant leur pile peuvent aussi être actionnés par une pile indépendante. (Voir n°s 187 à 189.)

Les appareils 170, 171, et 172 fonctionnent avec la pile n° 48,
et l'appareil 173 avec la pile n° 49, ils donnent à volonté l'extra-

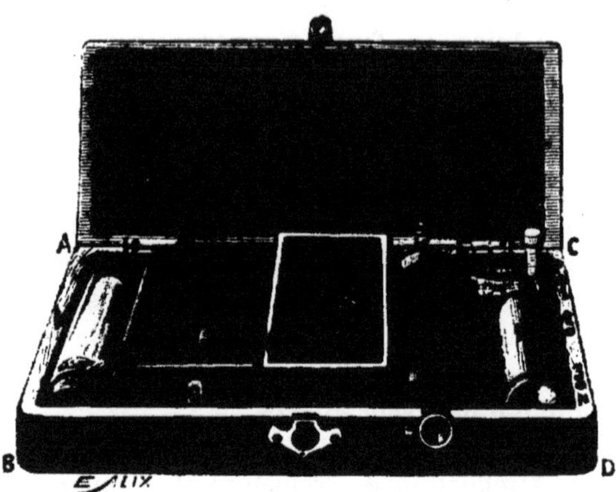

Fig. 32.

courant, le courant induit ou les deux courants réunis. Ceux de
grand modèle ont le volume et la forme d'un volume petit in-8°.

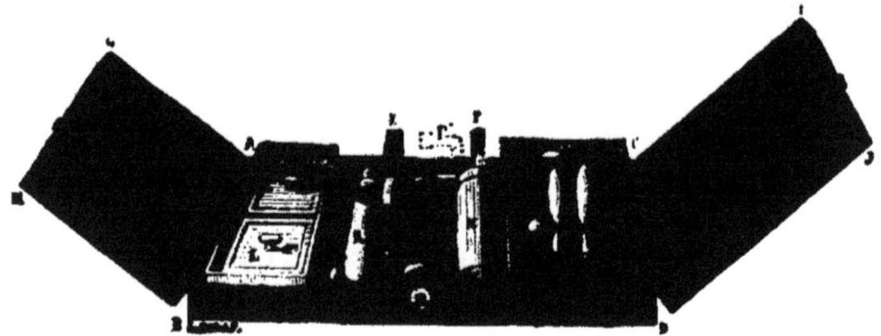

Fig. 33.

Appareils volta-faradiques de poche à pile au chlorure d'argent.

Mêmes dimensions et même économie générale que les appareils à pile mercurielle. Les piles au chlorure d'argent, une fois
chargées, le sont jusqu'à usure sans qu'on ait à les surveiller
autrement que pour éviter la fermeture accidentelle de leur cir-

cuit. Représentées par des étuis secs d'ébonite, elles ne font, d'ailleurs, courir aucun risque aux autres organes de l'appareil, soit pendant l'usage, soit pendant le transport.

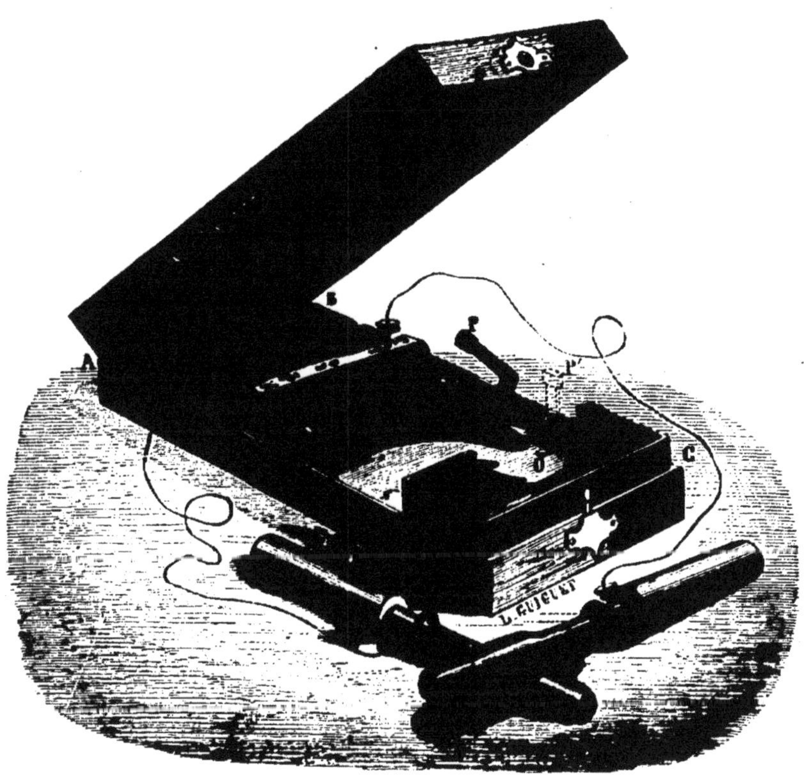

Fig. 34.

N° 174. Petit modèle fonctionnant avec 2 couples, n° 50, organes et excitateurs en cuivre, dans une boîte en acajou (fig. 34). . . . . 35 »
175. Grand modèle, fonctionnant avec 2 couples, n° 51, organes et accessoires en cuivre nickelé, dans une boîte en acajou noirci. . . . . 65 »

Appareil volta-faradique, modèle de la marine.

Cet appareil ne diffère des précédents que par sa forme, par un dispositif qui protège l'interrupteur, et par sa pile qui, étant destinée à fonctionner d'une manière intermittente, doit être remplie de liquide excitateur (eau de mer) au moment de s'en servir, et vidée après chaque opération.

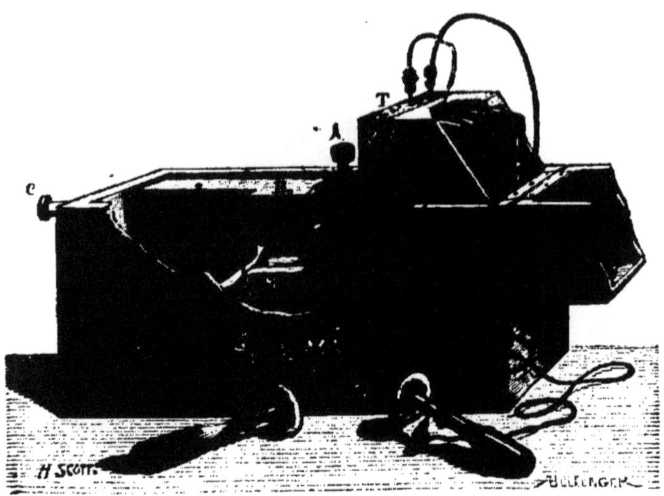

Fig. 35.

N° 176. Petit modèle, fonctionnant avec 2 couples, n° 55, dans une boîte acajou (fig. 35).   45   »
177. Grand modèle fonctionnant avec 2 couples, n° 56, dans une boîte acajou.   90   »

Appareils volta-faradiques à hélices mobiles.

Dans les appareils qui précèdent, à circuits superposés fixes, appareils d'un petit volume et d'un transport facile, la graduation se fait en soustrayant plus ou moins les circuits à l'induction magnétique. On y arrive en séparant le barreau des bobines par un tube de cuivre, au retrait duquel correspond un accroissement d'énergie des courants induits. Quand le barreau est complètement recouvert, l'appareil fonctionne au minimum ; le maximum que comporte l'appareil, pour une pile excitatrice donnée, est atteint quand l'électro-aimant est complètement découvert.

Il existe un autre genre d'appareils d'induction volta-faradiques, dont le type est dû à Dubois-Reymond, dans lesquels la bobine induite, glissant sur un chariot, peut recouvrir plus ou moins la bobine inductrice, ou s'en éloigner assez pour annuler l'induction.

Dans ces appareils les courants induits atteignent leur maximum d'intensité lorsque la bobine induite recouvre complètement la bobine inductrice.

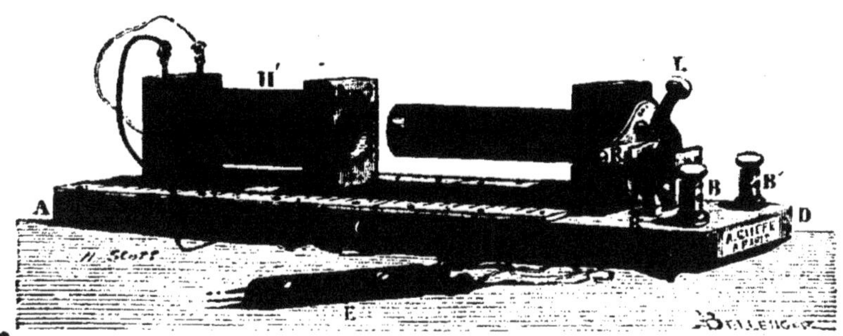

Fig. 36.

Dans cet appareil la coulisse est divisée en deux parties qui se replient sur elles-mêmes ; la pile est un petit couple au chlorure d'argent, n° 57, dans lequel on met le liquide excitateur au moment de travailler. Il peut se renfermer avec ses accessoires dans une très petite boîte.

Appareils du Dr A. Tripier.

On a beaucoup discuté sur les différences de propriétés de l'extra-courant et des courants induits.

Les dissemblances entre les réactions physiologiques qu'ils provoquent sont nécessairement en rapport avec les différences physiques qu'ils présentent dans les appareils en usage. Celles-ci portent sur deux points. Sans avoir à tenir un compte spécial de leur *intensité*, qui peut se graduer entre les limites voulues, par des moyens plus ou moins commodes, mais qu'on a toujours à sa disposition, on voit tout d'abord que les extra-courants et les courants induits des appareils de la pratique courante diffèrent par leur *direction* et par leur *tension*.

Tandis que les extra-courants peuvent être considérés comme offrant une succession de courants de même direction, les courants de la bobine induite sont de directions alternativement renversées.

Quant à la tension, les grosseurs et longueurs relatives des fils des deux bobines font que les extra-courants offrent, avec plus de quantité, une tension relativement faible, tandis que les courants de la bobine induite, d'une quantité beaucoup plus faible, offrent toujours une tension assez considérable.

A laquelle de ces différences, direction constante ou alternante, tension forte ou faible avec quantité très faible ou plus forte, répondent les différences observées dans les réactions de l'organisme soumis à l'influence des extra-courants et des courants induits?

Pour le voir, M. Tripier nous a fait construire un appareil d'induction voltaïque à hélices mobiles, présenté, en 1860, à l'Académie des sciences, dans lequel plusieurs hélices, portant des fils de grosseurs variées, pouvaient jouer à volonté le rôle de circuit inducteur ou de circuit induit, les divers circuits inducteurs étant fermés sur des piles dont les pouvoirs électro-moteurs étaient en rapport avec leurs résistances.

M. Tripier vit alors qu'à tension et à intensité sensiblement égales, les courants exerçaient sur l'organisme les mêmes effets immédiatement appréciables, soit qu'ils fussent d'une orientation constante, soit qu'ils fussent de directions alternativement renversées. L'action plus marquée des extra-courants des appareils usuels sur la contractilité devait donc s'expliquer par ce fait que, circulant dans des fils gros et courts, ils avaient moins de tension mais plus de quantité que les courants induits, développés dans des fils longs et fins.

Les effets thérapeutiques pouvaient donc, à la condition d'employer des fils de grosseurs et de longueurs variées, se demander exclusivement à des circuits induits.

La possibilité de graduer sans saccade, de zéro à un maximum donné, les courants qui se produisent dans des circuits mobiles, devait conduire dès lors, pour certaines applications délicates, à employer ces circuits à l'exclusion des hélices fixes.

On peut bien, en effet, dans les appareils usuels, où les deux circuits sont fixes, augmenter insensiblement l'intensité des courants en découvrant, par le retrait du tube graduateur en cuivre, une plus grande étendue du barreau de fer doux; mais, alors que ce barreau de fer doux est entièrement couvert, les courants conservent une intensité minimum qui, insignifiante dans les applications courantes aux muscles et aux nerfs de l'appareil locomoteur, est suffisante pour donner des commotions pénibles au début de certaines opérations exécutées sur les appareils viscéraux. C'est en vue d'abaisser cette intensité minimum qu'on a recours au graduateur à eau; mais, si celui-ci permet d'abaisser autant qu'on peut le désirer la limite inférieure de l'intensité des courants, il expose à trop abaisser en même temps une limite supérieure qu'il peut être utile d'atteindre au bout de deux ou trois minutes, et qu'il faudrait pouvoir atteindre avant le contact des extrémités métalliques du graduateur, sans quoi on ne saurait éviter une commotion due au brusque accroissement d'intensité qui a lieu à l'instant de ce contact.

Conduit par ses expériences à considérer comme indifférentes au point de vue thérapeutique la constance ou l'alternance de direction des courants d'induction, et attachant une grande importance à la facilité de graduation entre les limites les plus étendues de l'intensité des courants de tensions diverses, M. Tripier nous demanda, pour son cabinet, un appareil à chariot, analogue à celui de Siemens, et portant un jeu de bobines de résistances variées.

La graduation des courants induits s'effectue par le glissement de la bobine dans laquelle ils se produisent, bobine qui, indépendante du circuit inducteur et de l'axe central de fer doux, peut en être assez éloignée pour donner des effets nuls, et être ensuite amenée graduellement à la recouvrir complètement. Le maximum d'intensité des courants restant le même que dans les hélices fixes, le minimum peut être zéro, et la transition de zéro au maximum s'effectuer aussi doucement que l'on veut. Un jeu de bobines induites portant des fils de grosseurs et de longueurs variées, et pouvant se substituer les unes aux autres, permet enfin de modifier, suivant la nature des applications, la tension des courants. Les laboratoires de physiologie du Collège de France, de l'École des hautes études, des Facultés et Écoles de Médecine de Paris, Lyon, Lille, Montpellier, Nancy, Nantes, etc., possèdent cet appareil, dont nous avons, depuis, construit plusieurs modèles modifiés.

Depuis 1879, j'ajoute à cet appareil un interrupteur donnant de 50 à 3,000 intermittences par minute (fig. 37).

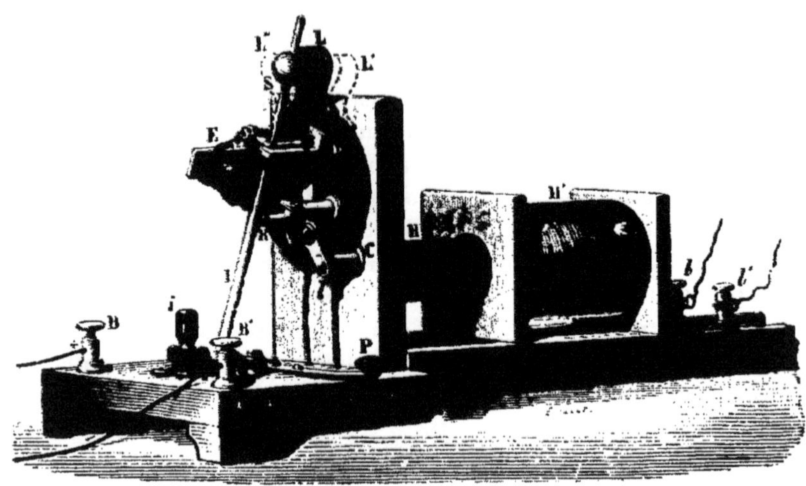

Fig. 37.

Un simple levier **L** qui, lorsqu'il est poussé vers **L'**, raccourcit la longueur du ressort du contact et diminue sa flexibilité, en même temps qu'il augmente l'action de la pesanteur sur le trembleur, règle la durée des intermittences dans les limites de fréquence indiquées plus haut.

Nº 179. Appareil électro-physiologique du Dʳ A. Tripier (fig. 37), muni d'un jeu de 3 bobines induites formées de fils de longueur et de grosseur différentes, de l'interrupteur décrit ci-dessus, et d'une pile en boîte de 2 couples, nº 43. . . . . 300 »

M. G. Gaiffe fils a disposé, en 1881, pour les appareils à chariot destinés aux usages médicaux, un interrupteur extrêmement simple (fig. 38) qui, manœuvré aussi par un simple levier **L**, donne de 120 à 3,000 intermittences par minute.

Nº 180. Appareil à chariot, moyen modèle, ayant une seule bobine induite, un interrupteur de G. Gaiffe et une pile en boîte de 2 couples, nº 43. . . . . 100 »

Nº 181. Le même, grand modèle, ayant une pile de 2 couples,
n° 43 (fig. 38). 175   »

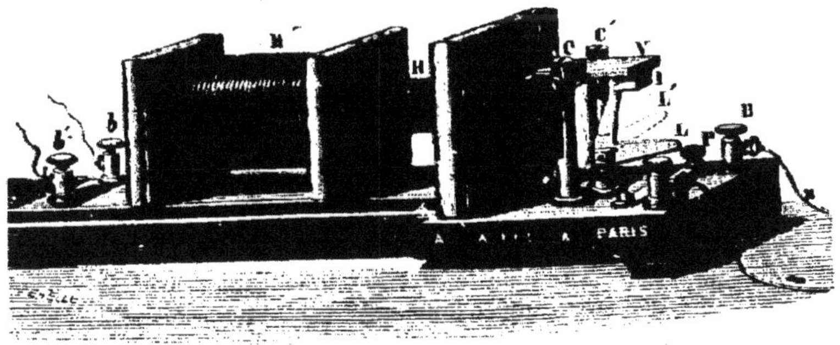

Fig. 38.

Les appareils à chariot qui précèdent sont des appareils de

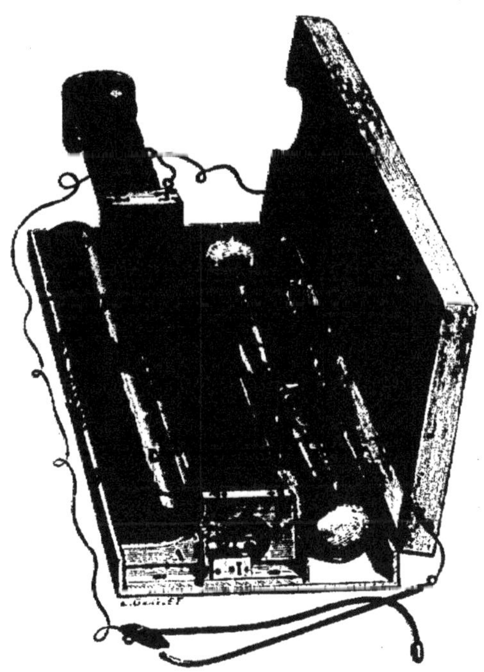

Fig. 39.

cabinet. Ceux qui suivent sont des appareils portatifs renfermés
dans des boîtes contenant aussi le générateur électrique.

Leur interrupteur ne donne que des intermittences rapides dont la vitesse ne varie que dans des limites assez étroites.

N° 182. Appareil électro-médical, petit modèle portatif, du Dr A. Tripier, ayant deux bobines induites et fonctionnant avec une pile au sulfate de mercure, n° 48. . . . . 55 »

182 bis. Le même avec pile de deux couples au chlorure d'argent, n° 50. . . . . 65 »

183. Le même, grand modèle, avec pile à sulfate de mercure, n° 48. . . . . . . • . . . . 90 »

184. Le même, grand modèle (fig. 39), fonctionnant avec une pile de 2 couples à chlorure d'argent, n° 51. . 100 »

185. Appareil du Dr Tripier, modèle cubique destiné aux hôpitaux (fig. 40), contenant une pile de 2 couples, n° 42, dans une boîte en chêne. . . . . 130 »

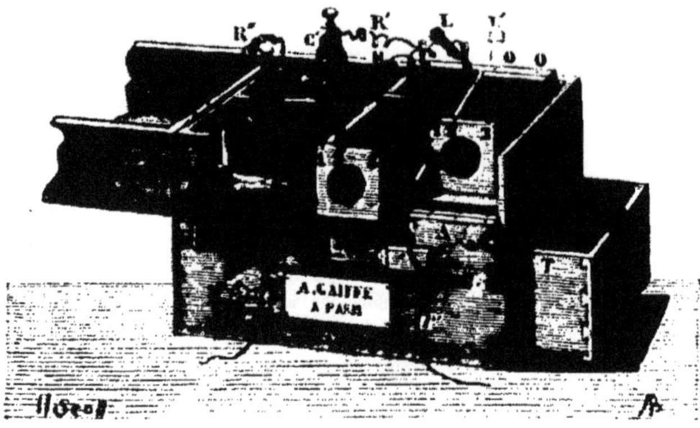

Fig. 40.

186. Le même, dans une boîte d'acajou. . . . . 160 »

187. Pile de 2 couples, n° 41, dans une boîte noire munie d'une poignée et de 2 bornes serre-fils. . . . . 11 »

188. — — n° 42. . . . . 14 »

189. — — n° 43. . . . . 17 »

Appareils magnéto-faradiques.

Il existe deux types d'appareils magnéto-faradiques, celui de Clarke et celui de Page.

Dans tous deux, la rotation d'une armature de fer doux

devant les pôles d'un aimant permanent détermine dans ces pièces des variations de leur état magnétique et, par suite, des courants d'induction dans des circuits hélicoïdaux qui garnissent soit les extrémités de l'armature de fer doux (type Clarke), soit les extrémités polaires de l'aimant permanent (type Page).

En combinant ces deux systèmes (fig. 41), c'est-à-dire en plaçant des hélices sur l'armature et sur l'aimant, de manière à profiter du changement d'état magnétique de ces deux pièces, j'ai pu réduire considérablement le volume des appareils, tout en leur conservant une action physiologique considérable.

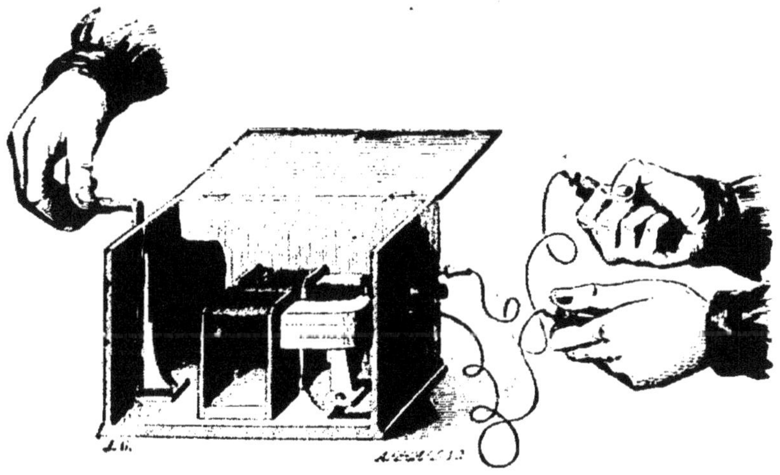

Fig. 41.

Un commutateur placé sur l'axe de l'armature relie les deux paires de bobines, et envoie les courants, toujours dirigés dans le même sens, à des pièces marquées P N sur lesquelles se fixent les réophores.

Lorsque les appareils donnent un seul ordre de courants, les bobines portent un fil fin et long, qui donne des courants de tension : lorsqu'ils donnent deux courants, les bobines portent un second fil gros et court qui donne des courants de quantité.

Le mouvement de rotation est donné à l'armature par une manivelle qu'on tourne de gauche à droite, et par un engrenage qui multiplie la vitesse. La graduation est obtenue par le déplacement de l'aimant, qu'on fait mouvoir à l'aide d'une vis de rappel dont le mouvement est mesuré par une aiguille sur cadran divisé.

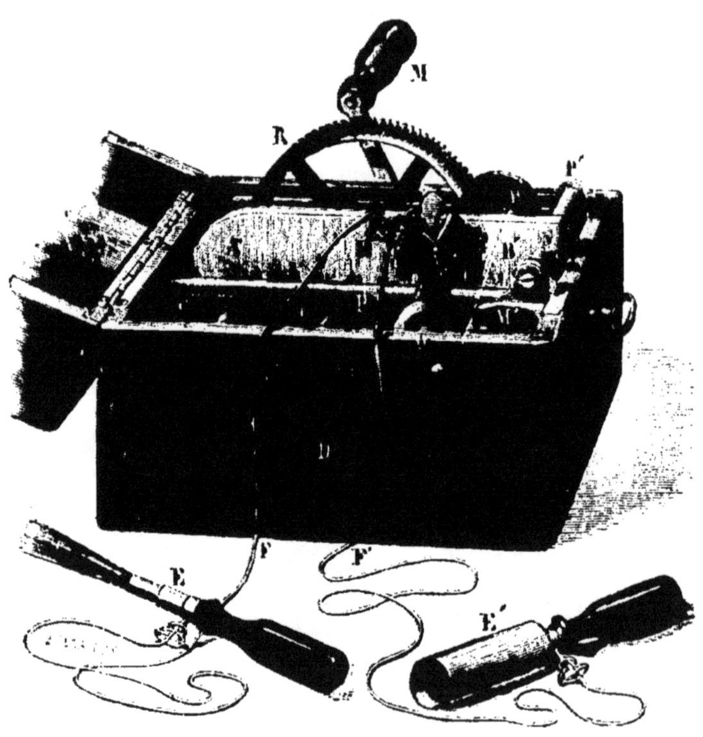

Fig. 42.

Les appareils magnéto-faradiques anglais ou américains reproduisent tous le modèle conçu et exécuté par Clarke. Ils donnent, comme lui, des courants alternativement renversés.

Ils se composent d'un aimant en fer à cheval, ordinairement formé d'une seule lame, devant les branches duquel tourne une armature portant deux bobines à fil fin et long, et d'un interrupteur qui élimine les courants inverses et laisse passer les courants directs, qui sont alternativement renversés. Ces courants se graduent assez irrégulièrement par le mouvement d'une armature supplémentaire qui, en s'approchant plus ou moins des pôles de l'aimant, fait varier l'action magnétique de celui-ci sur l'armature tournante.

J'ai modifié l'appareil de Clarke en le dotant d'un organe qui sert à la fois de redresseur de courants, d'interrupteur et de modérateur. C'est en faisant varier l'interruption du moment minimum au moment maximum de la courbe d'intensité du courant induit que j'obtiens une graduation régulière.

CHAPITRE V

APPAREILS D'EXPLORATION ET INSTRUMENTS DIVERS

Laryngo-fantôme du Dr Baratoux (fig. 43).

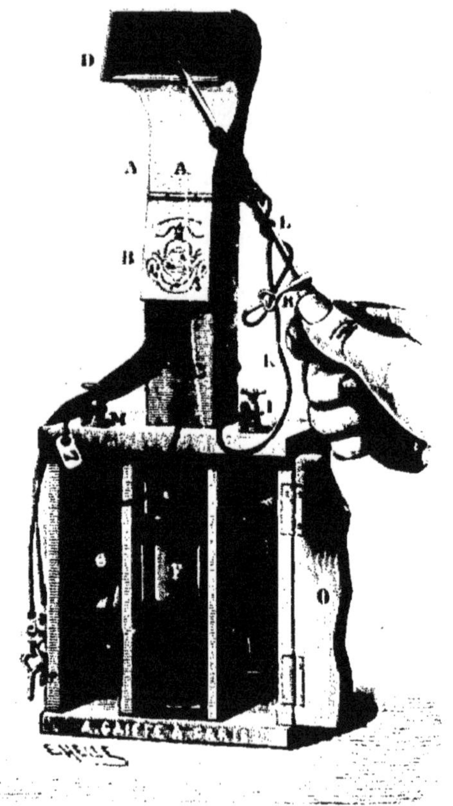

Fig. 43.

Cet instrument est destiné à apprendre aux médecins à franchir le canal bucco-pharyngien sans toucher ses parois et à porter un instrument en un point du larynx désigné à l'avance.

Il se compose d'un conduit métallique A, analogue à celui du laryngo-fantôme du Dr Labus, qui représente autant que possible la longueur et la direction du canal bucco-pharyngien de l'homme. A la partie inférieure du conduit est placé un larynx artificiel (fig. 44) muni de contacts métalliques en divers points de sa surface.

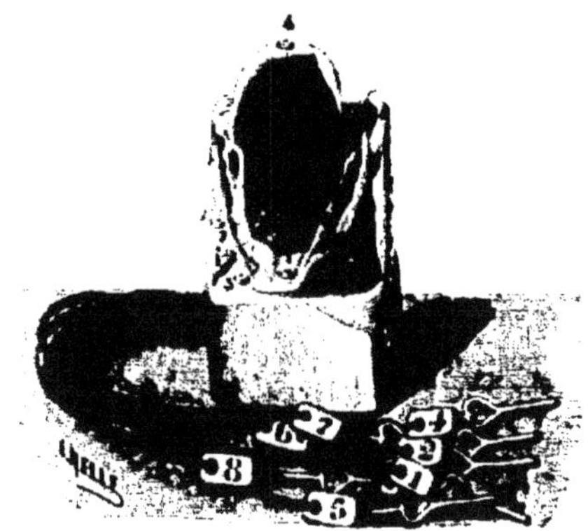

Fig. 44.

La base de l'appareil contient une pile F, une sonnerie à grelot G et une sonnerie à timbre H, qui sont reliées, par un système de contacteurs, au larynx artificiel, au canal bucco-pharyngien A et à la tige métallique L.

Lorsqu'on simule une opération, la sonnerie à grelot se fait entendre si on touche le canal bucco-pharyngien; celle à timbre fonctionne seulement lorsqu'on arrive sur le point du larynx désigné à l'avance.

Audiomètre du Dr Boudet de Paris.

Cet appareil, représenté par la figure schématique n° 45, se compose d'un pont différentiel d'induction, T P R R, du même auteur, d'un réostat médical r de 40,000 ohms (unités de résistance), d'un générateur électrique P, d'un microphone M, qui peut être remplacé par un diapason interrupteur, enfin d'un téléphone.

Le pont différentiel est un appareil d'induction à trois fils, deux inducteurs rigoureusement égaux et un induit. Si on fait traverser les inducteurs en sens inverse, par le courant bifurqué du générateur interrompu par le microphone ou le diapason, leur action sur l'induit est nulle; mais si, à l'aide du réostat, on intercale une résistance dans l'un des inducteurs, l'action de l'autre devenant prédominante, il se produira dans l'induit des courants d'induction proportionnels à la résistance introduite.

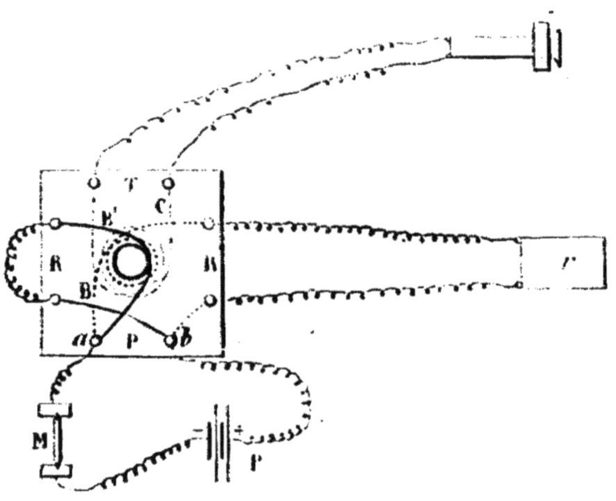

Fig. 45.

Un téléphone en relation avec l'induit restera muet si les inducteurs sont égaux, mais il se fera entendre aussitôt que l'équilibre sera rompu.

Le jeu de l'appareil est très simple et ses indications sont précises et comparables entre elles.

Il permet d'étudier l'acuité auditive pour les bruits et les sons. Il est réglé de telle sorte que l'introduction d'un ou deux ohms dans l'un des inducteurs détermine dans le téléphone un son perceptible par une oreille normale.

En remplaçant le téléphone par les excitateurs employés en électro-physiologie, l'instrument devient, pour les laboratoires, un appareil d'induction précieux.

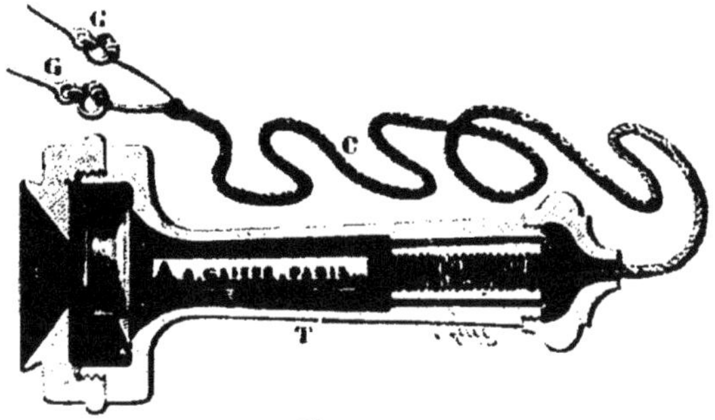

Fig. 46.

Audiomètre du Dʳ Ladreit de Lacharrière.

Cet appareil diffère du précédent par un point assez important : afin d'éviter les contacts irréguliers qui se produisent souvent dans les interrupteurs électro-automatiques et se traduisent
par des sons irréguliers au téléphone, l'auteur a transformé le
diapason interrupteur en machine d'induction magnéto-électrique. Le générateur entretient le mouvement du diapason par
un électro-aimant qui agit sur une de ses branches, tandis que
la branche libre accomplit ses vibrations devant une hélice à
noyau magnétique et, par suite, détermine dans cette hélice des
courants d'induction qui sont envoyés dans les inducteurs du
pont différentiel.

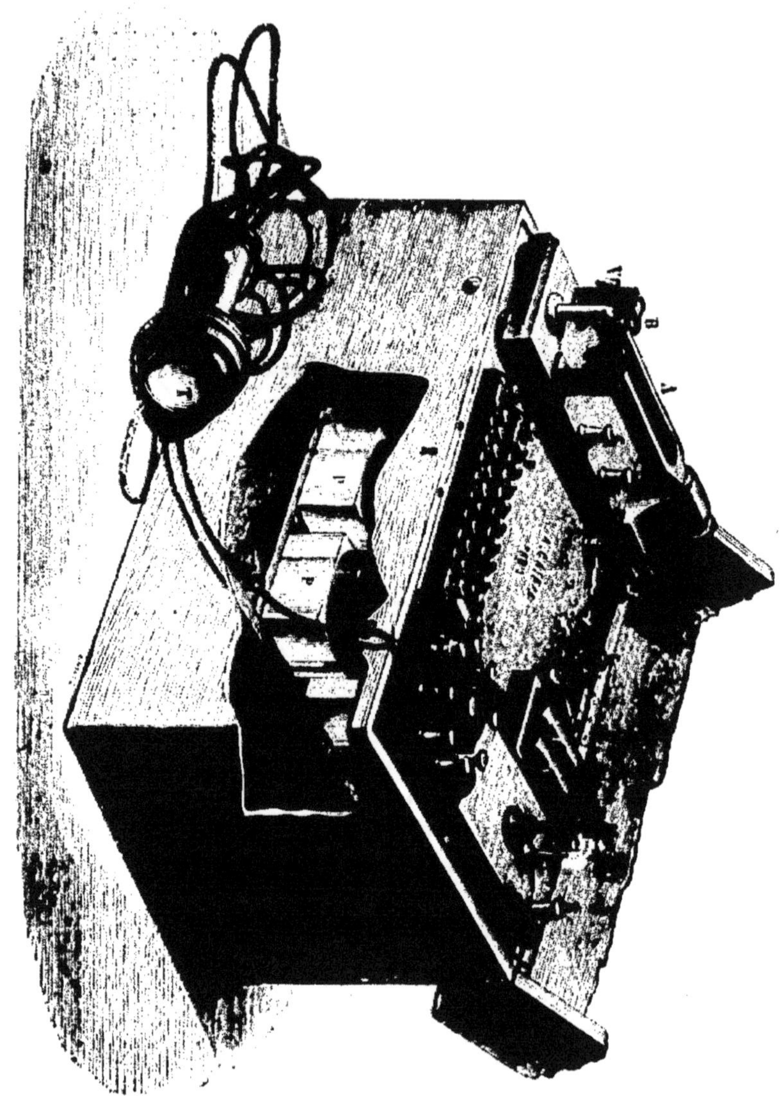

Fig.

Audiomètre de A. Gaiffe.

Cet appareil (fig. 48), beaucoup plus simple que les précédents, a pourtant sur eux des avantages marqués. Il permet

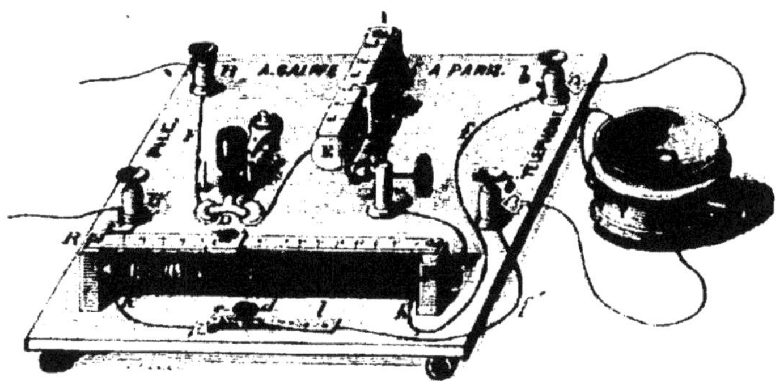

Fig. 48.

d'étudier la sensibilité des oreilles pour des sons de tonalités très

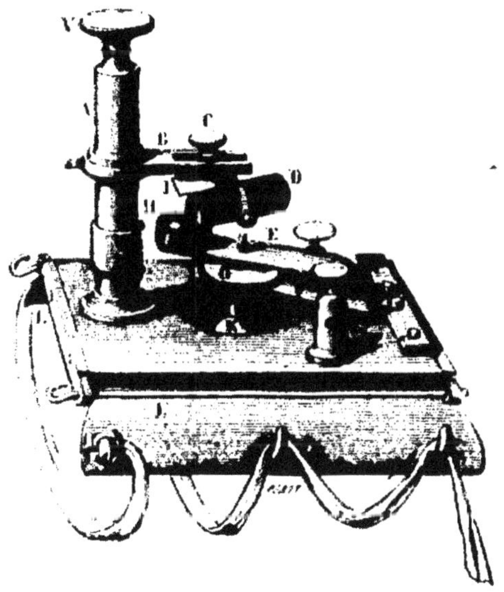

Fig. 49.

différentes, et sa manœuvre est des plus simples et faciles : en faisant glisser le curseur C sur la lame vibrante L, on règle la tonalité du son ; en faisant glisser le curseur C' sur l'hélice réostatique d'induction H R, on règle son intensité qui passe graduellement de zéro à un maximum suffisant.

Un disjoncteur *d*, à l'aide duquel on rompt ou rétablit la communication du téléphone avec l'instrument, permet de s'assurer de la réalité des sensations accusées par le patient.

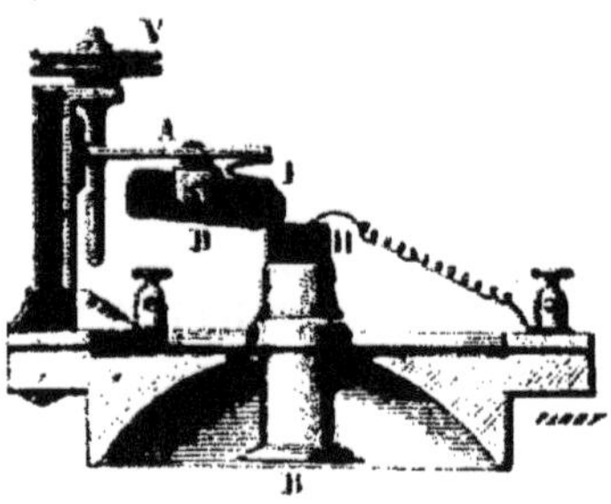

Fig. 50.

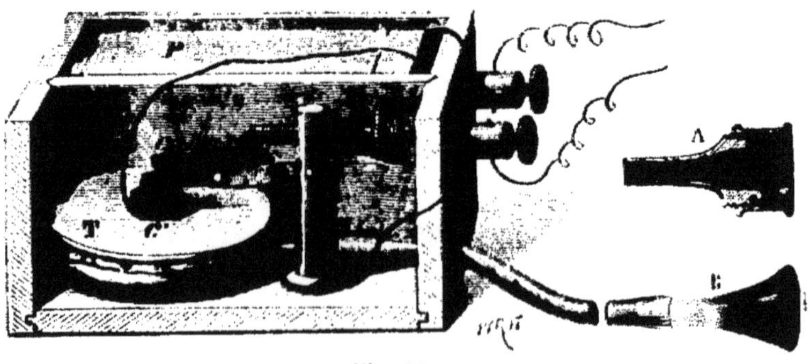

Fig. 51.

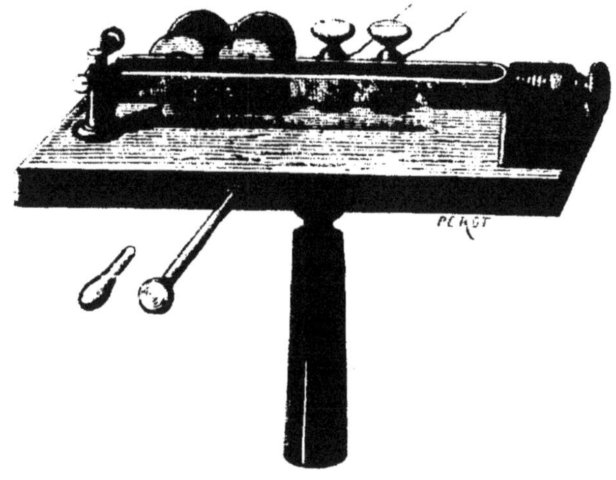

Fig. 52.

L'appareil se compose d'une sonnerie électrique et d'une
pile nᵒ 53 contenues dans une petite boîte, et d'un commutateur qui, fermant le circuit électrique avant que la perte se
produise, met la sonnerie en marche et réveille le malade.

L'appareil se compose d'une sonnerie semblable à celle de
l'appareil précédent et d'une sonde à deux conducteurs, reliée
électriquement à la sonnerie.

CHAPITRE VI

RÉOPHORES ET EXCITATEURS DIVERS

Réophores et excitateurs pour électricité statique.

Outre les excitateurs dont nous donnons ci-dessous la nomenclature et les prix, et dont l'emploi est fréquent, nous nous chargeons de construire sur demande tout autre modèle que l'on nous indiquera.

N° 213. Réophores ou cordons conducteurs couverts en caoutchouc rouge, de 2ᵐ,50 de longueur, la paire. . . .   8 »

214. Manches isolants en verre (fig. 53), la paire. . . . . 12 »

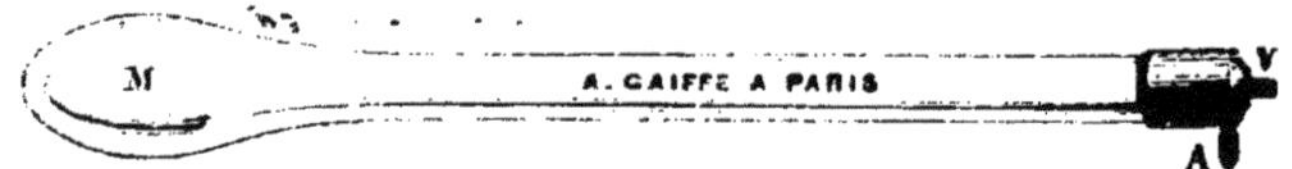

Fig. 53.

215. Excitateur pour faire passer la décharge des machines sous forme d'étincelles ou d'aigrettes entre le conducteur et le patient. . . . . 12 »

Cet instrument est muni d'une sphère, d'une olive et d'une pointe se remplaçant l'une par l'autre. Il est enveloppé d'un tube de verre qui maintient son extrémité à une distance variable de la surface à électriser; cette distance est réglée par une vis de rappel.

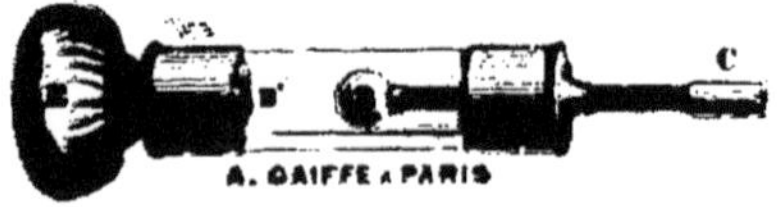

Fig. 54.

N° 216. Le même, avec addition d'un tampon qui s'interpose
    entre les étincelles et le patient (fig. 54). . . . . . 15 »

217. Excitateur à pointes en forme de peigne . . . . 10 »

218. Excitateur, formé d'un faisceau de brins de chiendent
    fixé dans une monture en cuivre, qui sert à faire
    passer la décharge statique sous forme d'aigrettes. 3 »

Réophores et excitateurs pour courant continu, électrolyse et courant induit.

N° 219. Réophores souples, pour appareils d'induction, recou-
    verts de soie fantaisie, contacts nickelés,
    de $0^m,80$ et 1 mètre, 1 et. 1 25

220.   —   recouverts de soie; contacts nickelés, 1m,
    $1^m,50$, 2 mètres et $2^m,50$ de long; la paire
    1 fr. 50, 2 francs, 2 fr. 50 et. . . . . . . 3 »

221.   —   bifurqués et trifurqués de 1^m50, la paire, 3 et 4 »

222.   —   pour courant voltaïque, en corde métallique
    isolée par une double gaine de gutta-
    percha et de soie; contacts nickelés,
    $1^m,50$, 2 mètres et $2^m,50$, la paire, 2,250 et 3 »

223.   —   bifurqués et trifurqués, $1^m,50$, la paire 4 et 5 25

224. Manches isolants, montés en cuivre; suivant les di-
    mensions (fig. 55), la paire. 1 fr. 25,
    1 fr. 50 et. 2 50

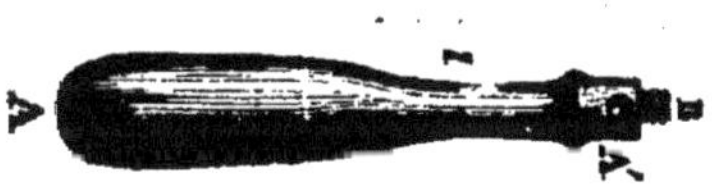

Fig. 55. 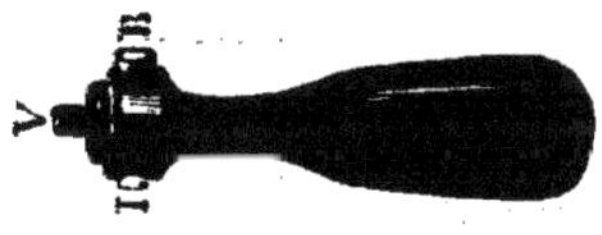   Fig. 56.

225.   —   montés en cuivre nickelé, la paire. 1 fr. 50.
    2 fr. et. . . . . 3 »

226.   —   interrupteur (fig. 56) . . . . 6 »

227. Boutons excitateurs en charbon, recouverts d'agaric
    et peau, de $0^m,025$, $0^m,035$, $0^m,045$ et $0^m,060$
    diamètre, la paire, 1 fr. 50, 2 francs et. 2 50

228. Excitateurs olivaires en charbon, recouverts de peau
    (fig. 57), la paire 2 50

229. Manipules en charbon, recouverts d'agaric et de peau,
    la paire. 2 50

230. Excitateurs roulants, montés sur étrier; disque ou
    boule, la pièce. . . . . . , ... 3 50

N° 231. Excitateurs roulants olivaire ou cylindrique (fig. 58)   4   »

 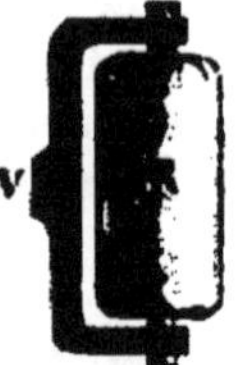

Fig. 57.   Fig. 58.

232. Plaques flexibles, en étain, recouvertes d'agaric et de peau (fig. 59) ; suivant les dimensions, la paire, 2, 4, 7 et   10   »

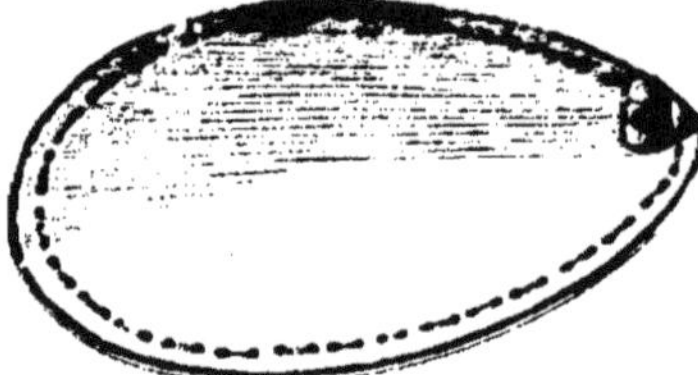 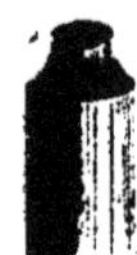

Fig. 59.   Fig. 60.

233. Plaques soudées à des conducteurs en corde métallique garnie de gutta-percha et de soie, la paire. . . . . 4, 6, 9 et   12   »

234. Porte-éponge simple (fig. 60), la pièce 0 50

235. Manipules porte-éponge (fig. 61), la paire   1   »

235 *bis.*   —   nickelés, la paire. 1 75

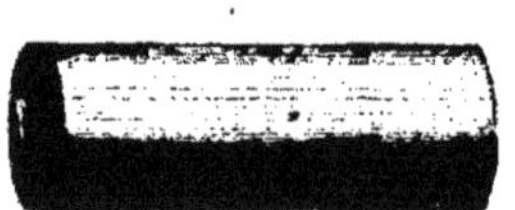 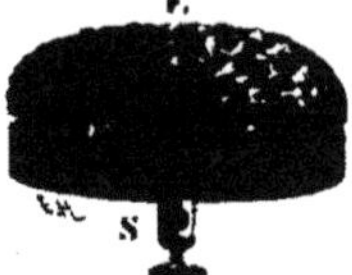

Fig. 61.   Fig. 62.

236. Porte-éponge du Dr Roll (fig. 62), de 50, 60, 70 et 80 millim. de diamètre, la pièce. . . . 6, 8, 10 et   12   »

237. Pinceau métallique révulseur, en cuivre nu ou nickelé (fig. 63), la pièce. . . . . 0 fr. 75 et   1   »

238. Cylindre courbe pour le même usage (fig. 64) 3 50

N° 239. Cylindre en forme de T pour le même usage (fig. 65)   3 50

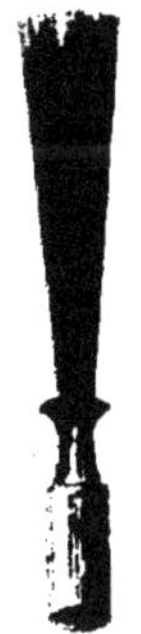
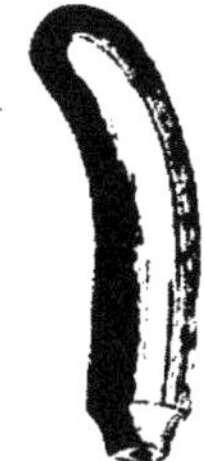
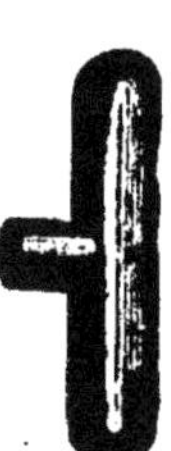

Fig. 63.   Fig. 64.   Fig. 65.

240. Brosse métallique à main à large surface. 6 50

241. Peigne métallique révulseur. . . . .   12 »

242. Excitateur auriculaire de Duchenne. . . . .   15 »

243.   —   plus simple 1 50

244.   —   à éponge du Dr Miot. . . . .   2 »

245. Porte-excitateur du Dr Ladreit de Lacharrière. . . .   12 »

246. Excitateur-cautère pour l'électrolyse de la trompe
d'Eustache du Dr Baratoux (fig. 66). 8 50

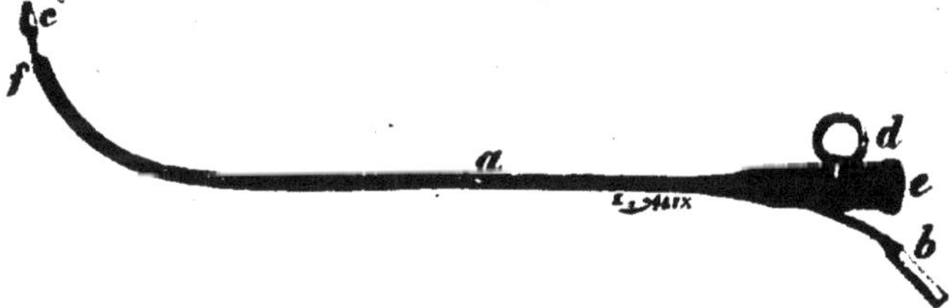

Fig. 66.

247. Excitateur à palette courbe, pour le globe de l'œil;
en cuivre nickelé ou en argent. . . . . 3 fr. 50 et   4 50

248. Plaque concave en étain, garnie de peau, pour le
globe de l'œil, la pièce. . . . .   1 »

249. Excitateur oculaire olivaire du Dr Landolt, en argent
doré . . . .   3 »

250.   —   buccal du Dr Tripier. . . . .   15 »

251.   —   laryngien de Mackenzie 3 50

252.   —   —   Mandl . . . .   5 »

253.   —   retro-laryngien du Dr Tripier . . . .   3 »

254. Pinces digitales . . . .   10 »

Nº 255. Excitateur rectal, olivaire droit, de Duchenne (fig. 67)   3 50

Fig. 67.

256. Excitateur rectal, courbe à repère, du Dʳ Tripier
(fig. 68)   5   »

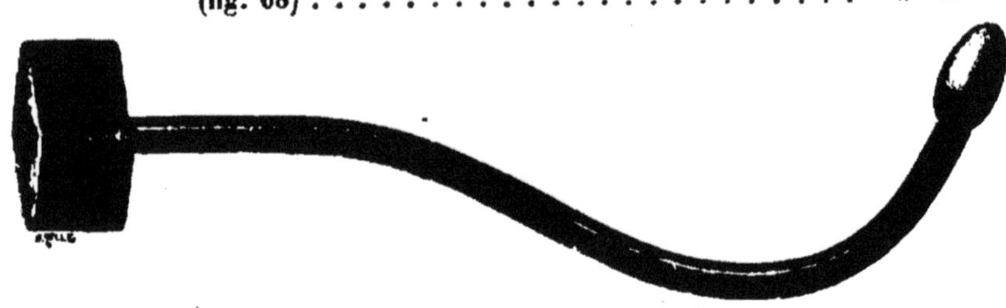

Fig. 68.

257. Excitateur rectal pour bain électrique, du même. . .   5   »
258.   —   —   double longitudinal (fig. 69) ou
annulaire, du même 12   »

Fig. 69.

259. Excitateur rectal prostatique double, du même. . . . 12   »
260.   —   —   à mandrin cylindrique du Dʳ Chéron   3 50

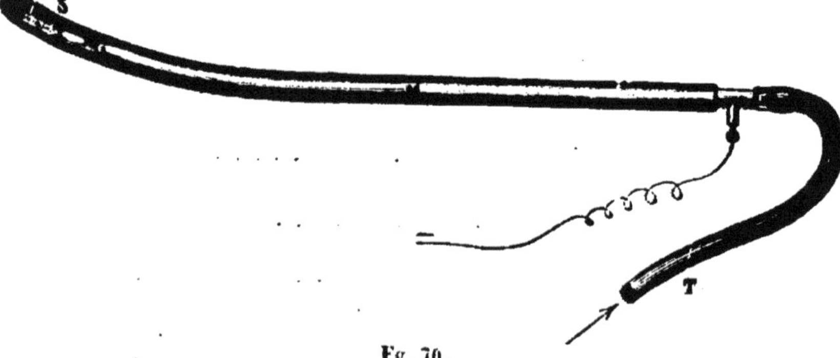

Fig. 70.

N° 261. Sonde rectale du Dr Boudet de Paris, pour le traitement de l'occlusion intestinale (fig. 70) . . . . 5 »

262. Excitateur vésical simple de Duchenne . . . . 3 »
263. — — du Dr Onimus. . . . . 4 »
264. — — du Dr Chéron. . . . . 3 »

265. Sonde vésicale à manomètre du Dr Boudet de Paris,
pour le traitement des paralysies vésicales (fig. 71) 12 »

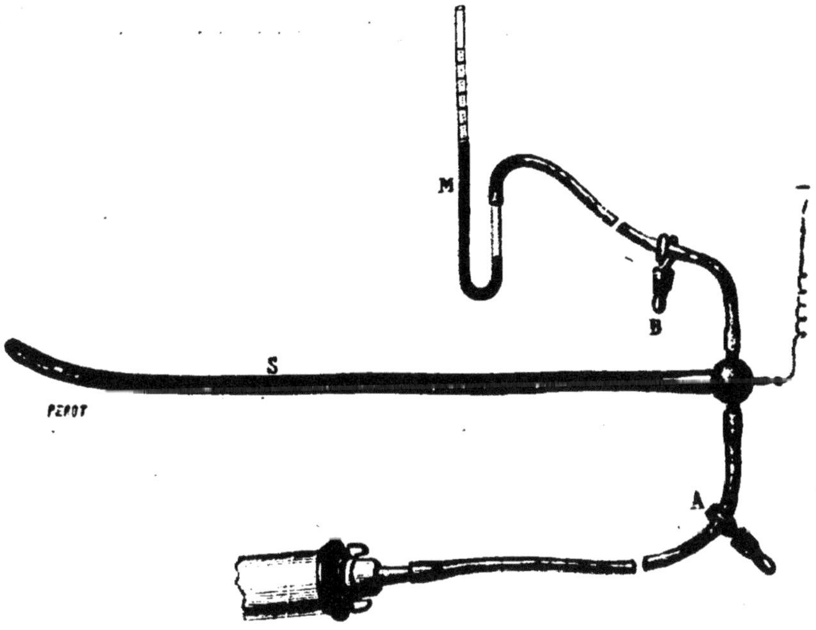

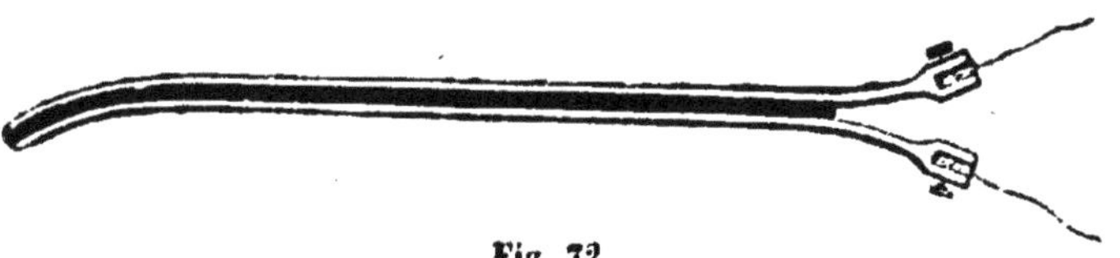

Fig. 71.

266. Sonde uréthrale simple . . . . 3 »
267. — uréthrale prostatique du Dr Tripier . . . . 4 »
268. — vésicale, pour femme, du même. . . . . 3 »
269. — uréthrale double, pour femme, du même
(fig. 72) . . . . 12 »

Fig. 72.

Fig. 73.

Fig. 74.

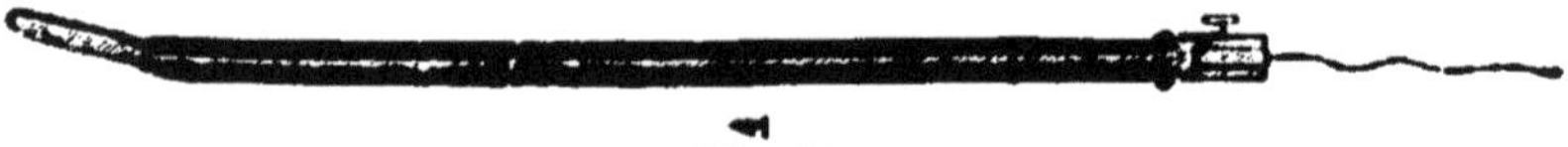

Fig. 75.

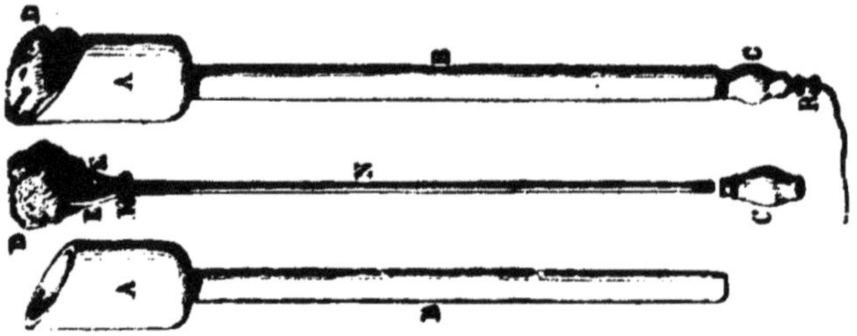

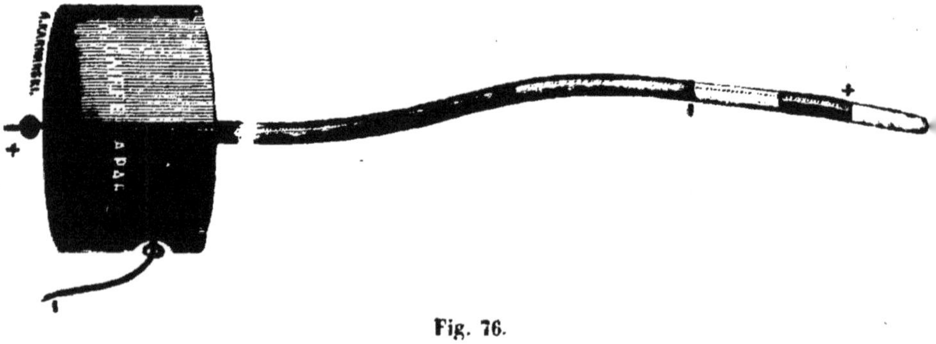

Fig. 76.

N° 279. Excitateur utérin double concentrique à disque du
Dr Apostoli (fig. 77). 14 »

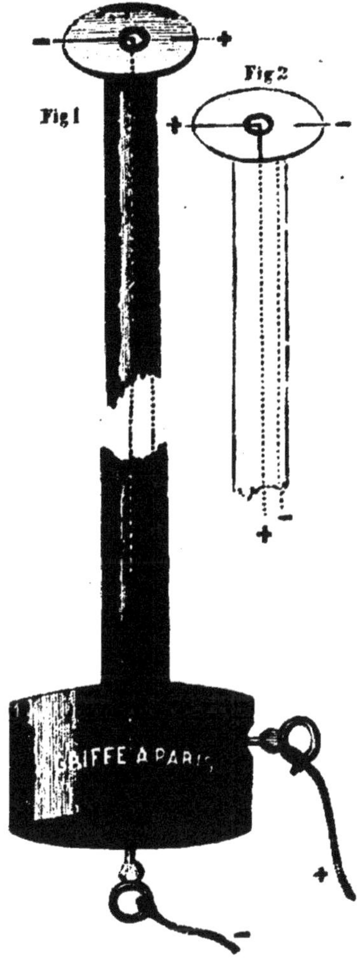

Fig. 77.

280. Hystéromètre excitateur en platine, du même auteur   80 »
281. Aiguilles à électropuncture, en acier (fig. 78). 0 75

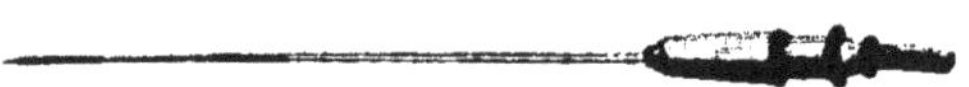

Fig. 78.

N° 282. Aiguilles en platine, suivant la grosseur. 2, 2 50, 3 25 et   4   »
    283.   —   en or. . . . .   2 50, 3 75, 5 et   6 50
    284.   —   en acier isolées du D' J. Guérin   1   »
    285.   —   en platine et caoutchouc du D' Chéron. . . .   5   »
    286. Excitateur concentrique du D' Boudet de Paris, pour
                la révulsion localisée (vésicatoire instan-
                tané) (fig. 79). sans le manche, la pièce   14   »

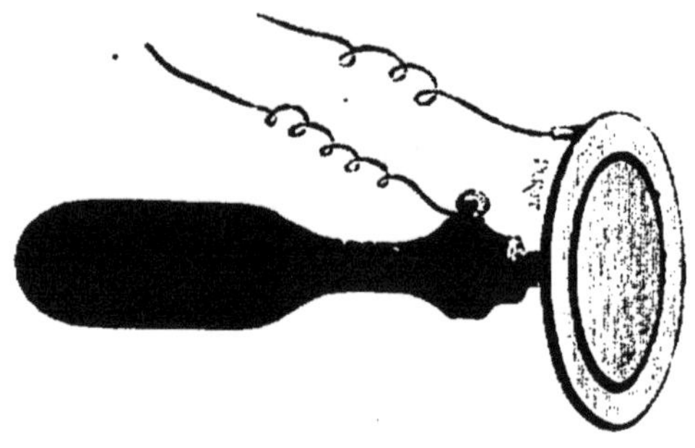

Fig. 79.

    287. Excitateur pour l'électrolyse des tumeurs cutanées
                (fig. 80)   25   »
    288.   —   pour l'électrisation de la face et l'électro-
                lyse des petites tumeurs (fig. 81 et 82),
                la pièce   25   »

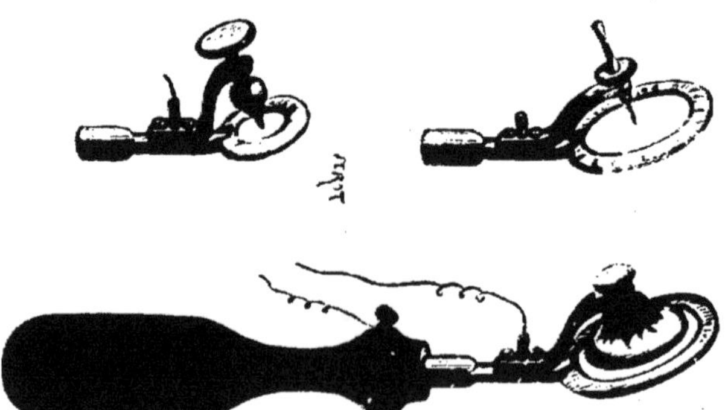

Fig. 80, 81 et 82.

    289. Paire de plaques n° 232, petit modèle montées sur
                cordon bifurqué, la pièce 3 50
    290. Courroie en caoutchouc pour fixer les plaques, n°° 232
                et 233, la pièce . . . .   2 et   3   »

N° 291. Courroie portant un ajustage sur lequel se montent
les boutons n° 227 (fig. 82), la pièce. . . . . 3 et 4 »

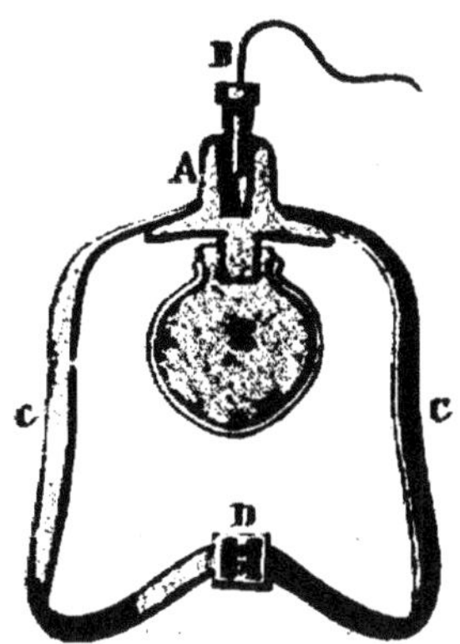

Fig. 82.

292. Courroie à anneau pour le même usage 1 25

293. Cordon conducteur pour réophores d'induction couvert en soie fantaisie rouge ou verte, le mètre. . . 0 25
294. Le même, couvert en soie, le mètre 0 35
295. Cordon conducteur pour réophores à courant continu,
couvert d'une gaine de gutta-percha de première
qualité et de soie rouge ou verte, le mètre. 0 50
296. Conducteur formé d'une corde de 70 fils de cuivre de
2 dixièmes de diamètre chacun, couvert de soie
rouge ou verte, le mètre . . . . 1 »
297. Goupilles terminales à virole, en cuivre nickelé, pour
réophores d'induction, la dizaine . . . . 1 »
298. — sans virole, pour réophore à courant continu, la dizaine. 0 75
299. Fil de cuivre de $0^{mm},7$ à $2^{mm},5$ de diamètre, couvert
d'une gaine de gutta de première qualité, pour établir les communications entre les appareils électriques, le kilog. . . . . 12 »
300. Borne serre-fils, à vis à bois ou à vis cylindrique, petit modèle, polie ou non polie, la
pièce . . . . , . . . 0 fr. 40 ou 0 25
301. — moyen modèle, polie ou non polie, la pièce,
0 fr. 50 ou 0 35
302. — grand modèle, polie ou non polie, 0 fr. 65 ou 0 50
303. Cylindre serre-fils pour jonction de conducteurs,
petit modèle 0 60

Nº 304.	Cylindre serre-fils grand modèle		0 70
305.	Commutateur à manette à 1 direction et repos.		5 50
306.	— — 2 — —		6 50
307.	— — 3 — —		7 50
308.	— — 4 — —		8 50
309.	— — 5 — —		9 50

310. **Grand coupe-courant, monté sur tablette en caoutchouc.** . . . . 30 »

311. **Grand coupe-courant, monté sur tablette en caoutchouc et sur presse à vis** . . . . 45 »

312. **Isolateurs en os, avec clous, pour fixer les fils conducteurs le long des murs, la dizaine** 0 05

312 *bis.* **Crampons cavaliers pour le même usage, le cent.** 0 50

313. **Tube en gutta-percha de première qualité pour isoler
 les fils dans la traversée des murs, suivant le diamètre, le mètre** . . . . de 1 à 2 »

314. **Gutta-percha blanche en feuille, pour ligature, le
 mètre carré** . . . . 4 »

315. **Planchettes en chêne, acajou ou bois noir verni, portant deux pièces qu'on relie aux conducteurs des
 batteries et dans lesquelles on insère les extrémités
 des réophores** 2 50

316. **Les mêmes, portant des bornes serre-fils** . . . . 3 »

Ces planchettes, destinées à être fixées aux murs, sont très commodes lorsqu'on veut expérimenter, en des endroits différents d'un laboratoire, sans changer de place l'appareil électrique.

CHAPITRE VII

PIÈCES DE RECHANGE ET PRODUITS CHIMIQUES
POUR LES GÉNÉRATEURS VOLTAÏQUES[1]

Verrerie et grès.

N° 317. Vase carré en verre (voir n° 15 et suivants) de 0ᵐ,04 de côté et 0ᵐ,10 de hauteur. .	0 25
318. — — de 0ᵐ,06 de côté et 0ᵐ,12 de hauteur.	0 35
319. — — de 0ᵐ,08 de côté et 0ᵐ,15 de hauteur	0 60
320. — — de 0ᵐ,10 de côté et 0ᵐ,19 de hauteur . . . . . . '	1 »
321. — — de 0ᵐ,12 de côté et 0ᵐ,23 de hauteur . . , ...	1 75
322. Vase rond en verre renforcé, de 0ᵐ,14 de diamètre et 0ᵐ,20 de hauteur . .	1 75
323. — — de 0ᵐ,18 de diamètre et 0ᵐ,26 de hauteur . .	2 75
324. Vase pour couple n° 62, de 0ᵐ,13 de hauteur.	0 90
325. — — 63 et 66, de 0ᵐ,17 —	1 75
326. — — 64 et 67, de 0ᵐ,20 —	2 50
327. — — 65, 68, 69, de 0ᵐ,25 —	3 50
328. — — 68 *bis* et 70 de 0ᵐ,30 —	5 50
329. — — 71, de 0ᵐ,31 de hauteur	0 70
330. — — 72, de 0ᵐ,18 —	1 »
331. — — 73, de 0ᵐ,21 —	1 50
332. — — 74, de 0ᵐ,26 —	2 25
333. Vase en grès de 0ᵐ,24 de diamètre et de 0ᵐ,32 de hauteur.	5 »
334. — de 0ᵐ,35 de diamètre et de 0ᵐ,45 de hauteur.	10 »
335. Ballon monté pour couple à sulfate de cuivre en vase carré de 0ᵐ,08 de côté.	1 »
336. — monté pour couple en vase de 0ᵐ,10 de côté.	1 25

N° 337. Ballon monté pour couple en vase de $0^m,12$ de côté.	1 50
338. Jauge en verre pour charger le couple n° 40	0 25

Caoutchouc.

339. Double cuvette montée pour la pile n° 48, sans les zincs	3 60
340. Triple cuvette montée pour la pile n° 49, sans les zincs	5 40
341. Étui pour couple au chlorure d'argent, petit modèle.	1 75
342. — pour grand modèle	2 25
343. Couvercle pour couple au bichromate, n° 71	0 70
344. — — — n° 72	1 »
345. — — — n° 73	1 25
346. — — — n° 74	1 50
347. Petit entonnoir pour charger les couples, n° 40. . . .	0 75

Vases poreux.

348. Vase poreux en terre pour couples au sulfate de cuivre, n° 15 et 18, de $0^m,055$ de diam. et $0^m,15$ de haut.	0 30
349. — en terre pour couples n° 16 et 19, de $0^m,07$ de diam. et $0^m,19$ de haut. . . .	0 60
350. — en terre pour couples n° 17 et 20, de $0^m,075$ de diam. et $0^m,23$ de haut . . .	1 »
351. — en terre à fond de verre pour couple n° 29 de $0^m,04$ de diam. et $0^m,16$ de haut . .	1 50
352. — en terre pour couple n° 30, de $0^m,055$ de diam. et $0^m,20$ de haut.	1 75
353. — en terre pour couple n° 31, de $0^m,07$ de diam. et $0^m,23$ de haut	3 25
354. — en terre pour couple n° 32, de $0^m,10$ de diam. et $0^m,260$ de haut	6 »
355. — en terre chargé pour couple au manganèse n° 33.	1 50
356. — en terre pour couple n° 34	2 10
357. — — — n° 35	3 70
358. — — — n° 36	7 »
359. — — — n° 37	10 »
360. — — — n° 38	19 »
361. — — — n° 39	30 »
362. — — — vide, pour couple au manganèse, n° 33, de $0^m,04$ de diam. et $0^m,12$ de haut	0 20

Nº 363. Vase poreux en terre pour couple nº 34, de 0m,055 de
diam. et 0m,15 de haut. 0 30
364.   —   en terre pour couple nº 35, de 0m,07 de
diam. et 0m,19 de haut. 0 60
365.   —   en terre pour couple nº 36, de 0m,09 de
diam. et 0m,23 de haut. 1 10
366.   —   en terre pour couple nº 37, de 0m,40 de
diam. et 0m,26 de haut. 1 50
367.   —   en terre pour couple nº 38, de 0m,12 de
diam. et 0m,30 de haut. 2 10
368.   —   en terre pour couple nº 39, de 0m,16 de
diam. et 0m,45 de haut. . . . .   5 »
          —   en charbon. (Voir nº 393 et suivants.)

Zincs.

369. Zinc en feuille, roulé en cylindre et amalgamé pour
couples au sulfate de cuivre, lors-
que chaque pièce pèse moins de
1 kilogr., le kilogr. 1 75
370.   —   lorsque chaque pièce pèse 1 kilogr. ou
plus, le kilogr. 1 50
371. Crayon de zinc amalgamé muni de son écrou de
communication, pour couple au
manganèse ou au sulfate d'oxydule
de mercure, nᵒˢ 40 et 45. . . . . .   0 30
372.   —   pour couples nᵒˢ 33, 41 et 46. . . . .   0 40
373.   —   —   nᵒˢ 34, 42 et 47. . . . .   0 55
374.   —   —   nᵒˢ 35 et 43. . . . . . .   0 70
375.   —   —   nᵒˢ 36 et 44. . . . . . .   1 25
376. Plaque de zinc amalgamé pour pile bouteille. nᵒˢ 62
et 71. . . . .   0 35
377.   —   amalgamé pour pile bouteille, nᵒˢ 63,
66 et 72 . . . .   0 50
378.   —   amalgamé pour pile bouteille. nᵒˢ 64,
67 et 73 . . . .   0 60
379.   —   amalgamé pour pile bouteille, nᵒˢ 65,
68, 69 et 74 . . . .   0 75
380.   —   amalgamé pour pile bouteille, nᵒˢ 68 bis
et 70. . . . .   1 »
381.   —   munie d'un bouton qui sert à la saisir
pour piles nᵒˢ 48 et 49, la pièce. . .   0 20
382.   —   amalgamé pour couples au chlorure
d'argent, petit modèle, nᵒˢ 50, 53,
55 et 57. . . . .   0 20
383.   —   pour couple grand modèle, nᵒˢ 51, 54,
56 et 58. . . . .   0 25

N° 384. Plaque de zinc pour couple, n° 52, à courant continu.   0 20
385. Grandes plaques de zinc amalgamé pour batteries,
     n°⁵ 75 à 81, le kilogr. 1 50

Charbons [1].

386. Tige de charbon muni de sa tête de plomb à écrou
     pour le couple n° 33 . . . .   0 60
387.   —   —   n° 34 . . . .   0 75
388.   —   —   n° 35 . . . .   1 »
389.   —   →   n° 36 . . . .   1 50
390.   —   —   n° 37 . . . .   2 »
391.   —   —   n° 38 . . . .   3 50
392.   —   —   n° 39 . . . .   5 50
393. Cylindre creux de charbon, muni de sa tête de plomb
     à écrou pour les couples n°⁵ 40 et 45   0 70
394.   —   de charbon,   —   n°⁵ 41 et 46   1 »
395.   —   ·   —   n°⁵ 42 et 47   1 50
396.   —   —   —   n°⁵ 43 . . .   2 50
397.   —   —   —   n° 44 . . .   4 »
N° 398. Plaque de charbon cuivré pour le couple n° 62, la
     pièce. 0 50
399.   —   —   cuivré pour les couples n°⁵ 63 et 66   0 80
400.   —   —   cuivré pour les couples n°⁵ 64 et 67   1 20
401.   —   —   cuivré pour les couples n°⁵ 65, 68
     et 69. . . . .   1 60
402.   —   —   cuivré pour les couples n°⁵ 68 *bis*
     et 70. . . . .   2 10
403. Cylindre fendu de charbon, muni de ses écrous, pour
     couple n° 71. . . . .   1 »
404.   —   —   muni de ses écrous, pour
     couple n° 72. . . . . . .   1 50
405.   —   —   muni de ses écrous, pour
     couple n° 73. . . . . . .   2 25
406.   —   —   muni de ses écrous, pour
     couple n° 74. . . . . . .   3 50
407. Plaque de charbon muni de son écrou pour le couple
     des batteries 75 à 77, la pièce.   2 »
408.   —   —   pour le couple des batteries 78
     à 81, la pièce. 3 50

Produits chimiques.

409. Sulfate de cuivre, le kilog. 1 20
410.   —   de zinc, le kilog. . . . .   1 »

1. La maison se charge de l'exécution de pièces de charbon de toutes formes.

411. Sulfate de magnésie, le kilog. 0 50
412. Bioxyde de manganèse riche en grains, sans poudre,
        le kilog. . . . .   1 »
413. Chlorhydrate d'ammoniaque cristallisé, exempt de
        plomb et de fer, le kilog. . . . .   2 »
414. Chlorure de zinc en solution à 50° exempt de plomb
        et de fer, le kilog. . . . .   1 »
415.   —   sec exempt de plomb et de fer, le kilog. . .   2 50
416. Sulfate d'oxydule de mercure, le kilog. . . . . 10 »
417.   —   de bioxyde de mercure par flacons de 100 ou
        200 gr. y compris l'enflaconnage, le kilog. 10 »
418. Plaque de chlorure d'argent en sac pour le couple à
                        agrafe, petit modèle,
                        n° 50[1]. . . . .   2 »
419.   —   —   pour le couple grand
                        modèle, n° 51. . . . . .   4 »
420. Chlorure d'argent fondu en plaques pour les couples
        à cuvette, n°ˢ 52 à 58, le gramme 0 30
421. Bichromate de potasse, le kilog. . . . .   3 »
422. Sel chromique de Voisin et Dronier, le flacon de
                100 gr. pour préparer 500 gr. de
                liquide excitateur. 0 60
423.   —   flacon de 200 gr. pour préparer 1 kilog.
                de liquide excitateur. . . . .   1 »
424. Sel excitateur de Pressac, le flacon de 200 gr. pour
                        préparer 500 gr. de
                        liquide excitateur. . . .
425.   —   —   le flacon de 400 gr. pour
                        préparer 1 kilog. de
                        liquide excitateur. . . .   1 »
426. Oxyde noir de cuivre, le kilog. . . . .   5 »
427. Potasse caustique 2 25

1. Nous reprenons ces plaques usées en échange de nouvelles pour moitié
prix de leur valeur.

LOCATION D'APPAREILS

La location des appareils se compte, pour un mois ou fraction de mois, à raison de 15 p. 100 de leur valeur.

Exceptionnellement, les batteries à courant continu au chlorure d'argent se comptent seulement à raison de 5 p. 100.

Le locataire d'un appareil doit en déposer la valeur en en prenant possession. La somme déposée lui est rendue, lorsqu'il rapporte l'instrument en bon état, en déduisant le montant de la location; et, lorsque l'appareil a subi quelque détérioration accidentelle, en déduisant en plus la valeur de la réparation évaluée séance tenante.

USINE DE NICKELURE ET COBALTURE
par voie électro-chimique
de A. GAIFFE

Les procédés employés dans mon usine sont ceux de M. Isaac Adams de Boston. Ils consistent dans l'emploi de sulfate ou chlorure double de nickel et d'ammoniaque, et d'anodes solubles.

En 1869, M. Adams ayant constaté que la présence des traces de potasse ou de soude que contenaient toujours, jusqu'à cette époque, les oxydes ou sels de nickel les plus purs du commerce avait seule causé les insuccès de ses devanciers, prépara des sels exempts de ces corps et établit à Boston la première usine de nickelure fonctionnant régulièrement.

Il rendit le nickel soluble dans les bains, et compléta ainsi ses procédés, en lui incorporant pendant la fusion une petite quantité d'un corps électro-négatif par rapport à lui, argent, carbone, etc.

Dans le courant de 1869, de nombreuses usines de nickelure furent créées aux États-Unis. A la fin de la même année, la première usine européenne était installée à Paris par les soins de l'inventeur et les miens, et, dès le 17 janvier 1870, nos produits étaient présentés à l'Institut par M. Dumas (voir le compte rendu de la séance). Quoi qu'on ait écrit ou dit sur le mérite des inventions de M. Adams, il y a un fait qu'on ne peut contester : c'est qu'avant lui on n'avait jamais pu nickeler industriellement, que toutes les tentatives faites, souvent avec de grands capitaux, avaient échoué, et que, depuis la publication de ses travaux, la nickelure galvanique a pris dans l'industrie une place des plus importantes.

Les procédés de M. Adams sont si parfaits qu'un bain a pu fonctionner sans interruption dans mon usine, de janvier 1870 à juin 1877, avant d'avoir besoin d'être rechargé. Jusqu'au dernier moment il déposait du nickel très blanc.

Le cobaltage est obtenu par des procédés analogues à ceux du nickelage. Voici en quelques mots les procédés que j'ai publiés en juin 1878 : Bain neutre de sulfate doublé de cobalt et d'ammoniaque qui n'exige pas autant de soin dans la préparation que le bain de nickel; anode de cobalt carburé, fondu ou pur et forgé; courant ayant une force électro-motrice de 6 volts environ au début et de 3 volts lorsque la surface à couvrir est devenue blanche. Le cobalt est préférable au fer comme couche protectrice des plaques de cuivre gravées en taille douce; il est plus dur que lui, est inoxydable, et s'enlève très facilement avec des acides faibles qui n'attaquent pas le cuivre.

Le nickel a un ton blanc, très légèrement jaunâtre.

Le cobalt est blanc, très légèrement bleuâtre.

Ils sont très durs l'un et l'autre.

Il est assez difficile de donner un prix courant de nickelure et de cobalture, les difficultés du travail variant avec la forme, la nature des surfaces et l'étendue des pièces. Cependant on peut dire que le prix du décimètre carré de nickelure, sur des pièces bien polies et d'une certaine étendue, varie de 50 centimes à 1 franc, suivant que les pièces sont unies, moulurées ou ciselées. Les pièces de petites dimensions sont relativement plus chères.

Exemples :

La nickelure d'un davier vaut. . . . . 1 fr. 25

Celle d'un speculum de Cusco. . . . . 2 »

Celle d'un forceps. . . . . de 4 fr. 50 à 7 fr. 50

Celle d'une clé de serrure. . . . . de 0 fr. 25 à 0 fr. 60

Celle d'un mors, filet et gourmette. . . . . de 6 à 8 »

Celle d'une suspension de salle à manger. . . . . de 30 à 60 »

Lorsque les pièces sont oxydées ou détériorées, les frais de repolissage préalable et de réparation, sont à la charge du client.

La cobalture se compte environ 3 °/₀ plus cher que la nickelure.

INDEX ALPHABÉTIQUE

FIN DE L'INDEX ALPHABÉTIQUE

REVUE INTERNATIONALE

DE

L'ÉLECTRICITÉ

ET DE

SES APPLICATIONS

paraissant par fascicules mensuels

Secrétaire de la Rédaction : **Ch. BAYE**

PRIX DE L'ABONNEMENT

PAR AN :

FRANCE : 20 fr. — **UNION POSTALE : 25** fr.

Tout ce qui concerne la *Rédaction* doit être adressé à **M. Armand MONTPELLIER**, Directeur, rue **VIOLET**, 8, Paris.

GEORGES CARRÉ, ÉDITEUR-GÉRANT

112, BOULEVARD SAINT-GERMAIN, 112

En face de l'École de médecine.

LIVRE

DE

PRESCRIPTIONS MÉDICALES

ÉTABLI D'APRÈS LES INDICATIONS DU Dr JACQUET

NEMOZ frères

Propriétaires

PARIS, 4, RUE CHAPON, PARIS

Les médecins appelés pour la première fois dans une famille, déplorent toujours, à juste raison, l'absence de documents leur permettant d'établir sûrement un diagnostic.

Les précédentes ordonnances sont égarées ou sont restées chez le pharmacien et le praticien se trouve fatalement obligé de *louvoyer*, pour ainsi dire, avant de se rendre un compte exact de l'état pathologique de son client, dont la maladie, pendant ce temps, peut d'heure en heure empirer.

Frappé de ces inconvénients, le docteur JACQUET a eu l'heureuse initiative de faire le Livre de **PRESCRIPTIONS MÉDICALES**, pour rester comme archives dans une famille et aider le médecin nouveau venu à soigner ses malades, comme s'il les connaissait depuis de longues années.

D'une forme très élégante, ce *Livre* donne, en outre, en quelques pages intelligentes mises à la portée de tout le monde, une sorte de *Mémorial thérapeutique* ou d'*ABC médical*, indispensable dans les cas urgents, en attendant l'arrivée d'un docteur, ainsi que la liste de tous les médecins, pharmaciens, sages-femmes, une série d'annonces médicales, etc., etc.

Il y a dans chaque maison un calendrier qui donne la date et un agenda qui donne les échéances.

Cela ne suffit plus : il faut, dans toute famille, un Livre de **Prescriptions** qui assure la bonne santé par ses indications précieuses.

PRIX : 2 Fr.

9 782016 199558